Pooja Patil
Bhushan Pustake

Céphalométrie

Pooja Patil
Bhushan Pustake

Céphalométrie

Une revue de la littérature

Imprint
Any brand names and product names mentioned in this book are subject to trademark, brand or patent protection and are trademarks or registered trademarks of their respective holders. The use of brand names, product names, common names, trade names, product descriptions etc. even without a particular marking in this work is in no way to be construed to mean that such names may be regarded as unrestricted in respect of trademark and brand protection legislation and could thus be used by anyone.

Cover image: www.ingimage.com

This book is a translation from the original published under ISBN 978-620-3-04143-9.

Publisher:
Sciencia Scripts
is a trademark of
Dodo Books Indian Ocean Ltd. and OmniScriptum S.R.L publishing group

120 High Road, East Finchley, London, N2 9ED, United Kingdom
Str. Armeneasca 28/1, office 1, Chisinau MD-2012, Republic of Moldova, Europe
Managing Directors: Ieva Konstantinova, Victoria Ursu
info@omniscriptum.com

Printed at: see last page
ISBN: 978-620-3-24970-5

Copyright © Pooja Patil, Bhushan Pustake
Copyright © 2021 Dodo Books Indian Ocean Ltd. and OmniScriptum S.R.L publishing group

INDEX

INTRODUCTION	4
HISTORIQUE	7
LES INDICATIONS DE L'ÉVALUATION CÉPHALOMÉTRIQUE	10
POINTS DE REPÈRE CÉPHALOMÉTRIQUES	11
LIGNES ET PLANS CÉPHALOMÉTRIQUES	27
Lignes et plans de la Norma Lateralis	28
L'ANALYSE CÉPHALOMÉTRIQUE	34
L'ANALYSE DE TWEED[14, 35-38]	38
ANALYSE DE STEINER[16, 38, 43-45]	59
ANALYSE SASSOUNI[22] (1955)	73
SASSOUNI PLUS[48]	77
ANALYSE McNAMARA[S1, 49]	82
ANALYSE DES RICKETTS[5]	94
ÉVALUATION DE L'INTELLIGENCE[28] (1975)	100
CÉPHALOMÉTRIE EN DENTITION PRIMAIRE ET MIXTE	102
LES LIMITES DE LA CÉPHALOMÉTRIE	107
RÉSUMÉ ET CONCLUSION	115
RÉFÉRENCES	117

INTRODUCTION

Le succès d'un traitement orthodontique dépend de la précision du diagnostic et de la planification du traitement. Le dentiste doit être capable de différencier une occlusion normale et la morphologie du visage d'une anomalie. Le dentiste doit être suffisamment compétent pour exclure toute anomalie de la dentition primaire, mixte et permanente et doit savoir quand traiter et quand adresser le patient à un spécialiste qualifié.

Dans le domaine de la dentisterie pédiatrique, la comparaison et l'analyse des valeurs des céphalogrammes des enfants sont importantes pour l'évaluation de la croissance et du développement, et sont essentielles pour évaluer la forme craniofaciale et le schéma de croissance en vue d'un diagnostic précoce de la malocclusion.

La céphalométrie est un langage qui peut être utilisé par le clinicien pour communiquer à d'autres cliniciens et, peut-être plus important encore, pour lui-même l'identification et la description d'un ensemble de relations structurelles qui sont essentielles au diagnostic et à la planification du traitement d'un cas donné1.

Salzmann2 a cité : "La céphalométrie comprend les mesures, la description et l'évaluation de la configuration morphologique et des changements de croissance du crâne en vérifiant les dimensions des lignes, des angles et des plans entre les repères anthropométriques établis par les anthropologues physiques et les points sélectionnés par les orthodontistes".

La tendance en céphalométrie clinique est passée du complexe au simple. Les points de repère et de mesure sont assez bien normalisés et reproductibles avec précision. La céphalométrie, en contribuant au recueil des connaissances sur le "pourquoi" au lieu du "comment", constitue un outil de diagnostic précieux, qui met en évidence les possibilités et les limites de la thérapie. [3]

La qualité des résultats orthodontiques, le temps nécessaire au traitement et la réaction à la thérapie mécanique sont influencés par les éléments suivants[4] :

(a) La relation antéro-postérieure de la mandibule au maxillaire.

(b) L'augmentation de la croissance faciale pendant le traitement orthodontique.

(c) La direction de la croissance des structures faciales (maxillaire et mandibule) pendant le traitement orthodontique.

La radiographie céphalométrique permet d'évaluer avec précision la relation antéro-postérieure de la mandibule avec le maxillaire. Les tendances de croissance des structures faciales ne peuvent être évaluées qu'en général par radiographie céphalométrique avant un traitement orthodontique. [4]

L'objectif de l'analyse englobe les quatre "C" de la céphalométrie. [5]

Ce sont -

1. Caractériser ou décrire les conditions existantes
2. Pour comparer un individu avec un autre ou le même individu avec lui-même à un moment ultérieur
3. Classer certaines descriptions dans diverses catégories
4. Communiquer tous ces aspects au clinicien, au collègue de recherche ou à un parent.

La céphalométrie désigne l'évaluation quantitative des céphalogrammes, ou la mesure et la comparaison des structures des tissus durs et mous sur les radiographies craniofaciales. Il s'agit d'une science et d'un art en pleine évolution qui a été intégrée à l'orthodontie et au traitement des patients. Les céphalogrammes font partie intégrante des dossiers orthodontiques et sont généralement utilisés pour presque tous les patients orthodontiques. L'analyse ou l'évaluation céphalométrique permet de confirmer ou de clarifier l'évaluation clinique du patient et de fournir des informations supplémentaires pour les décisions concernant le traitement. [6]

La céphalométrie permet d'aider6

(1) Classification de la malocclusion (squelettique et/ou dentaire) ;

(2) Communiquer la gravité du problème ;

(3) évaluer les structures cranio-faciales en vue d'un traitement potentiel et réel par l'orthodontie, les implants et/ou la chirurgie ; et

(4) Évaluation de la croissance et des changements de traitement de patients individuels ou de groupes de patients.

En général, un céphalogramme latéral montre une vue bidimensionnelle (2D) de la position antéro-postérieure des dents, de l'inclinaison des incisives, de la position et de la taille des structures osseuses qui maintiennent les dents et la base du crâne. Un céphalogramme peut également fournir une vue différente de l'articulation temporo-mandibulaire qu'une radiographie panoramique et une vue des voies respiratoires supérieures.

L'utilisation d'une radiographie frontale ou d'une CBCT peut confirmer l'existence et le site d'une asymétrie des tissus durs ou mous, d'une divergence transversale ou de la position d'une dent incluse.

HISTORIQUE

La découverte des rayons X par **Wilhelm Roentgen** en 1895 a fourni les moyens qui allaient être rapidement utilisés pour trouver les réponses à des questions auxquelles d'autres techniques relativement limitées n'étaient pas en mesure de répondre. Selon **Bjork**, dès 1896, **Welcker** avait souligné l'intérêt pour les chercheurs anthropologues du roentgénographe de la tête prise de profil. **Bjork** précise en outre que cette méthode a été appliquée en 1914 par Berglund, qui a mis en relation le profil des tissus mous avec le profil osseux sous-jacent. [7]

En 1921, **B. H. Broadbent** utilisait des céphalogrammes latéraux dans son cabinet privé. [8]

En 1921 **A. J. Pacini** a remporté un prix de recherche offert par l'American Roentgen Ray Society pour sa thèse intitulée "Roentgen Ray Anthropometry of the Skull". Pacini a identifié certains repères anthropologiques conventionnels sur les roentgengrammes - gonion, pogonion, nasion et épine nasale antérieure. HP a également défini certains points de repère roentgenographiques - turcicon, point central estimé de la selle turcique et akoustion, le sommet de l'ombre du méat auditif externe. Les mesures et les rapports linéaires ont été empruntés librement à l'anthropométrie. En outre, des mesures angulaires ont été utilisées pour évaluer. En 1922, A. J. Pacini rapporte avoir normalisé la position de la tête pour les radiographies latérales en utilisant un bandage de gaze pour maintenir le film sur la tête. [9]

En 1923, **Charles McCowen a fait un** rapport sur les roentgcnographes de profil qu'il utilisait dans son cabinet d'orthodontie pour visualiser la relation entre les tissus durs et mous et pour noter les changements de profil survenant avec le traitement. [10]

Pendant plusieurs années, il n'existait pas de technique standard pour les céphalogrammes afin de pouvoir reproduire des radiographies identiques d'un même patient. En 1930, **Broadbent a mis** au point un craniostat composé d'un dispositif de maintien de la tête, de deux tiges auriculaires et d'un appui de nasion pour stabiliser la tête d'une personne vivante par rapport au film radiographique et à la source de rayons X[11]

Broadbent a démontré et justifié l'utilisation du plan de Bolton pour l'orientation des images et l'utilisation du point R comme point le plus fixe pour étudier la croissance du visage. La dimension verticale de la croissance, l'impact de l'éruption dentaire sur la dimension verticale, la croissance du visage vers le bas et vers l'avant, la position relativement parallèle du palais dur pendant tout le processus de croissance et le moment de l'arrêt de la croissance de la suture occipito-sphénoïdale vers l'âge de 9 ans ont été des observations clés. Il a également noté que le "stade du vilain petit canard" est une étape normale de la croissance et du développement qui nécessite que le clinicien observe et surveille simplement la croissance et le développement. [12]

En 1938, **Brodie et al ont** publié les premières conclusions sur les effets du traitement et de l'après-traitement. Brodie a conclu qu'un traitement identique pour différents patients donnait des résultats différents et que la réussite du traitement était associée à la croissance et au mouvement corporel des dents. [13]

En 1941, **Tweed,** dont les travaux ont finalement porté leurs fruits, a créé le "Triangle de Tweed" avec ses concepts très controversés de planification du traitement autour de l'objectif idéal d'un angle de 90 degrés du plan mandibulaire de l'incisive (IMPA). [14]

En 1948, **Downs a** publié la première analyse céphalométrique radiographique conçue pour analyser les modèles squelettiques, les modèles dentaires et leurs interrelations. Il avait fallu près de deux décennies, mais l'introduction de l'analyse de Downs a simplifié et mis en évidence l'utilité clinique de la céphalométrie. [15]

En 1953, **Cecil C. Steiner a** fourni aux cliniciens des moyens d'utiliser la céphalométrie dans la planification des traitements en incluant des considérations sur l'équilibre squelettique, les angulations des incisives, l'étendue de l'encombrement et les caractéristiques du profil. [16]

Robert Ricketts et al ont popularisé l'utilisation du céphalogramme pour visualiser les objectifs du traitement et utiliser des superpositions de radiographies avant et après traitement pour caractériser les effets du traitement. Ricketts a mis au point un ensemble d'objectifs de traitement individualisés dessinés par ordinateur, appelé "objectif de traitement visualisé" (OTV). [17]

Les années 1960 ont été l'époque de l'introduction de l'informatique dans la céphalométrie et, à la même époque, l'orthopédie fonctionnelle des mâchoires (OMF) a vu le jour. **Mc. Namara a** conçu une nouvelle analyse céphalométrique qui représente un effort pour relier les dents aux dents, les dents aux mâchoires, chaque mâchoire aux autres et les mâchoires à la base crânienne. [1]

La céphalométrie roentgénographique a dominé notre littérature au 20e siècle et a donné à la spécialité 3 outils importants. Tout d'abord, l'imagerie a permis de prendre des radiographies en série, ce qui a conduit au développement de techniques de superposition qui pouvaient isoler les changements des mouvements du squelette et des dents au fil du temps. Deuxièmement, la céphalométrie nous a donné le langage de l'orthodontie, ce qui a conduit à des termes tels que "patients à angle faible" et "patients à angle fort". Troisièmement, la céphalométrie nous a donné un outil de diagnostic pour confirmer notre évaluation clinique de la morphologie cranio-faciale d'un patient. [18]

La science de la roentgénocéphalométrie est passée des débuts rudimentaires, lorsque les patients avaient la tête stabilisée contre des cassettes de film avec des bandages de jauge, à l'époque où les ordinateurs tracent et analysent le céphalogramme avec une précision extrême en quelques millisecondes. Tout cela s'est passé au cours du dernier demi-siècle, mais le meilleur reste à venir. Personne ne sait où cela nous mènera. Mais les techniques avancées du temps présent doivent beaucoup à ceux qui, dans le passé, ont tenté de repousser les frontières de la science et à d'autres qui continuent à le faire.

LES INDICATIONS DE L'ÉVALUATION CÉPHALOMÉTRIQUE

L'évaluation céphalométrique peut être indiquée dans les conditions suivantes2, [19-]

1) Étude de la croissance craniofaciale - les études céphalométriques en série ont permis de fournir des informations concernant

- Les différents modèles de croissance.
- Établir des normes standard auxquelles les autres céphalogrammes peuvent être comparés.
- Prévision de la croissance future.
- Prévoir les conséquences d'un plan de traitement particulier.

2) Le diagnostic des déformations craniofaciales - céphalogrammes aide à identifier, localiser et quantifier la nature du problème. Le résultat le plus

important étant la différenciation entre les malformations squelettiques et dentaires.

3) La planification du traitement en aidant au diagnostic et à l'évaluation de la morphologie cranio-faciale, la céphalométrie aide à élaborer un plan de traitement clair. Avant même de commencer un traitement orthodontique, un orthodontiste peut prédire la position finale de chaque dent dans le squelette cranio-facial d'un patient donné.

4) Évaluation des cas traités - les céphalogrammes en série permettent aux orthodontistes d'évaluer et de mesurer le progrès du traitement et aident également à orienter tout changement souhaité. La céphalométrie a également contribué à révéler beaucoup de choses sur la nature des rechutes orthodontiques et la stabilité des malocclusions traitées.

5) L'application de la céphalométrie trouve ses valeurs dans la fluorographie cinématographique où les mouvements de la langue et du palais mou peuvent être étudiés.

6) Les orthodontistes ont la possibilité de détecter toute anomalie asymptomatique de la colonne cervicale dans le céphalogramme latéral. Et les lésions du crâne peuvent également être détectées dans les céphalogrammes frontaux et latéraux.

7) Les céphalogrammes peuvent être utilisés comme complément pour l'estimation de l'âge du squelette.

POINTS DE REPÈRE CÉPHALOMÉTRIQUES

Points et repères - classification [2, 19-24].

Les points céphalométriques et les points de repère sont des types suivants :

1. Points anatomiques réels
2. Implants
3. Points externes
4. Intersections des bords de la régression
5. Intersections des lignes construites

1. **Points anatomiques réels**

   Les points anatomiques sont de très petites régions qui pourraient être situées sur le crâne solide encore mieux que dans le céphalogramme. Chaque point a sa propre échelle et sa propre incertitude dans une ou deux dimensions. Citons par exemple la colonne nasale antérieure (ANS), l'Infradentale (ID), les pointes des cuspides ou les bords incisifs (IS), ou encore le Nasion (Na).

2. **Implants**

   Les implants sont des marqueurs radio-opaques artificiellement insérés, généralement en métal inerte. Ce sont des "points privés", leur position d'un sujet à l'autre n'est pas homologue, ce qui rend les études transversales très difficiles. Ils peuvent être localisés plus précisément que les points traditionnels et permettent une superposition précise, mais ils ne peuvent pas être utilisés avec précision pour mesurer un aspect quelconque de la forme unique.

3. **Points externes**

   Les points externes sont des points caractérisés par leurs propriétés par rapport à l'ensemble du contour :

   a) Les points qui ont une courbure extrême.

   Ex : Incision superius (Is).

b) Les points dont les coordonnées sont les plus grandes ou les plus petites de tous les points d'une ligne spécifique.

Par exemple : "A Point", "B Point", Gnathion (Gn), ou Condylion (Co).

Ces points ont une précision de localisation moindre que les véritables points anatomiques.

c) Points définis par paires :

Par exemple Les deux Gonions utilisés pour mesurer la mandibule dans la projection PA.

4. Intersection des bords de la régression sous forme de "Points

Les "points" définis comme l'inter-section des images sont en fait des lignes regardées sur toute leur longueur. Par exemple, l'articulation (Ar) et la fissure ptérygomaxillaire (PTM) ne sont pas du tout des points et ne font en aucun cas partie du crâne souillé. Ces "Points" n'existent qu'en projection et dépendent du positionnement du sujet.

5. Intersection des lignes construites

Les intersections des lignes construites sont utilisées comme des "points", par exemple, le "Gonion" est parfois défini comme l'intersection des lignes ramales et mandibulaires.

Repères anatomiques

1) **N (Nasion)** - Ce repère clé, essentiel pour de nombreux systèmes d'analyse cépalométrique, se présente comme une légère encoche oblique à la jonction de l'os frontal avec ce qui serait les os de l'arête du nez. Elle a été définie à l'origine, d'un point de vue anthropologique, comme la jonction de la suture internasale avec la suture naso-frontale. Cependant, comme la première de ces deux sutures n'est pas visible sur un céphalogramme latéral, une nouvelle définition a été élaborée qui la décrit comme le point le plus antérieur de la suture entre les os frontaux et les os nasaux. Plus précisément, il s'agit du point le plus antérieur de la suture naso-frontale. En raison de la variation de la direction des sutures et de la taille et de la forme de l'os nasal (et même de leur nombre dans le cas des os accessoires), la nasion reflète souvent un manque de définition claire. Dans de tels cas, Hunter conseille de placer la nasion au point le plus postérieur de la courbe de la jonction des os frontaux et nasaux. Riolo et al25 ont décrit le nasion comme la suture nasale frontomaxillaire à la partie la plus supérieure de la courbe à l'arête du nez.
2) **Glabelle (Gl)** - Ce point représente la crête de la partie antérieure de la zone lisse de l'os frontal dans le plan mi-sagittal, dans la zone de la proéminence osseuse rejoignant les crêtes supra-orbitales.
3) **Sella (S)** - Point médian de la fosse hypophyse.
4) **Si** - Patient le plus inférieur du contour inférieur de la selle turcique.
5) **SP** - Point le plus postérieur sur le contour postérieur de la selle turcique.
6) **Se** - C'est le point central de l'entrée de la sella (Se), après A.M. Schawrz. Il se trouve au même niveau du jugum sphenoidale,

indépendamment de la profondeur de la sella. Ce point représente le point médian de la ligne reliant le processus clinoïde postérieur et l'ouverture antérieure de la selle turcique.

7) **Point A (subspinale)** - C'est l'un des points de repère céphalométriques les plus célèbres et les plus utilisés. On le voit aussi souvent écrit Point A ou Point - A (bas), d'après le premier homme à avoir adopté son utilisation dans un contexte orthodontique. Sa définition originale provient d'une source anthropologique et le définit comme le point médian le plus profond ou le plus intime du profil antérieur du prémaxillaire entre le SNA et la crête alvéolaire entre les incisives centrales maxillaires (Prothèse). Bjork26 l'a défini comme le point le plus profond sur le contour de la projection alvéolaire entre le point vertébral et la prothèse. Mais l'emplacement réel de ce point dans un spécimen réel se trouve souvent dans un creux entre les racines des incisives centrales. Ce creux dans la surface de l'os alvéolaire maxillaire entre les racines des incisives centrales peut facilement être palpé du bout du doigt. En glissant doucement le bout du doigt vers le haut sur les gencives labiales des incisives centrales supérieures, vous pouvez sentir le début de la base et les bords inférieurs quelque peu tranchants de l'ANS. Si le renflement des racines est suffisamment important, ce qui est généralement le cas, le creux susmentionné est effacé sur la radiographie in norm lateralis. Ainsi, le point où la surface labiale de l'os au-dessus des racines de l'incisive maxillaire rencontre l'arc ascendant et courbé vers l'avant du bord inférieur du SNA sert de contour le plus intérieur ou le plus profond du profil du maxillaire, même s'il existe généralement un emplacement anatomique encore plus profond pour le point qui est effacé par la structure de la racine.

Ainsi, la taille et le stade de développement de l'ANS (la frontière inférieure, plus précisément) ont une grande influence sur la localisation céphalométrique du point A. Dans la dentition de feuillus, ce creux entre les incisives maxillaires primaires est assez peu profond ou peut même ne pas exister. Dans de tels cas, la localisation du point A est souvent considérée comme se situant au moins au niveau de l'extrémité des racines des dents de lait, voire plus haut. Cependant, au stade de la dentition adulte. Le point A se trouve généralement 0,2 mm en avant, sous le niveau des apex des incisives centrales maxillaires.

Un aspect remarquable de toute cette affaire de localisation de point A est la façon dont les mauvaises interprétations se manifestent. Des études ont montré que les cliniciens ont tendance à se tromper davantage sur la position verticale du point que sur sa position horizontale, sans doute parce qu'il est demandé à l'opérateur d'interpréter le point le plus profond d'une courbe. Plus la courbe est graduelle et gracieuse, plus les interprétations individuelles seront sujettes à erreur. Comme l'arc de la courbe est essentiellement vertical, il est raisonnable de penser que la plupart des erreurs de placement du point de repère varieront dans ce plan particulier. Cela a peu d'effet sur l'utilité du point A, puisque la plupart des mesures dans lesquelles les composantes sont soit linéaires soit angulaires le long de l'axe vertical passant par le point A, où les erreurs verticales dans l'enregistrement de l'emplacement du point sont plus tolérables. **Donovan4** l'a défini comme la jonction de l'os basal maxillaire et de l'os alvéolaire. **Higley27 l'a** mentionné comme le point médian le plus profond entre le SNA et la prothèse sur le prémaxillaire. Selon **Jacobson28**, il s'agit de la limite antérieure de la base de la prothèse maxillaire.

8) **Is (Incisor spurious)** - Extrémité de la couronne de la plupart des incisives centrales du maxillaire antérieur.

9) **AP 1 (Apicale 1)** - L'apicale est définie comme l'extrémité de la racine de la première biscuspide maxillaire. C'est un point utilisé exclusivement dans le système d'analyse céphalométrique de Hans Peter Bimiler, et c'est l'un des trois points d'une ligne qui est également une exclusivité du Bimiler, le fameux "Stress Axis" ou Facteur 6.
10) **Ii (Incisor inferius)** - Extrémité de la couronne de la plupart des incisives mandibulaires antérieures.
11) **AP 1** - Apex de la racine de la plupart des incisives maxillaires antérieures.
12) **Infradentale** - Bord alvéolaire de la mandibule.
13) **Point B (Supramentale)** - Décrit par **Downs15** en 1948, c'est un point situé à la courbure la plus profonde du contour de la symphyse du menton, à la jonction de l'os basal et alvéolaire. C'est le pendant mandibulaire du point A du maxillaire. C'est le point le plus profond du contour du profil latéral de la projection alvéolaire mandibulaire et il représente les limites antérieures de l'arc basal mandibulaire. Ce point est également une question d'interprétation du point le plus intérieur d'une courbe graduelle et est sujet à des problèmes similaires de placement arbitraire du repère par le clinicien. Là encore, comme pour son homologue au maxillaire, les erreurs de placement du point de repère sont généralement le long d'un axe vertical, ce qui, pour l'utilisation particulière de ce point de repère dans diverses analyses, est le type d'erreur qui est assez bien toléré. Selon **Donovan4**, il s'agit de la jonction de l'os basal mandibulaire et du processus alvéolaire.
14) **Pr (Prothèse)**- Voici un autre exemple de repère dont la définition anthropologique originale a dû être modifiée pour être compatible avec les limites de la céphalométrie roentgeno. Elle était à l'origine définie comme le point médian inférieur et antérieur du processus alvéolaire maxillaire entre les incisives centrales. Il est évident qu'un tel point

serait impossible à voir dans la latéralisation normale en raison de l'obstruction fournie par les surfaces labiales des couronnes et des racines des incisives supérieures. Par conséquent, la définition qui représente ce que l'on voit réellement sur la radiographie est la crête inférieure la plus antérieure de la lamelle osseuse au-dessus de l'incisive centrale maxillaire la plus proéminente. **Krogman29 et Sassouni22 l'ont** décrite comme le point le plus antérieur de la partie alvéolaire de l'os prémaxillaire, généralement entre les incisives supérieures. **Bjork26 a** utilisé une définition "Le point de transistion entre les couronnes des incisives maxillaires les plus proéminentes et la projection alvéolaire", pour décrire ce point de repère.

15) **Pog (Pogonion)** Ce repère est utilisé dans de nombreux aspects des différents systèmes d'analyse céphalométrique et est défini comme le point le plus proéminent antérieur du profil du menton osseux.

16) **Gn (Gnathion)** - Ce point est défini par **Martin et Seller30** comme un point situé dans le plan médian de la mandibule où la courbe antérieure du contour du menton se confond avec le corps de la mandibule. **Muzi et May. A.M. Schwarz31** le donnent comme le point le plus bas du menton et sont donc synonymes de Menton. Le **rachitisme5** le définit comme le point le plus inférieur du menton osseux formé par la construction et l'intersection d'une ligne tracée perpendiculairement à la ligne reliant le menton et le pogonion au contour osseux. **Brodie13 a** mentionné qu'il est localisé en prenant le point médian entre la plupart des points antérieurs et inférieurs du menton osseux. **Craig32** l'a décrit comme le point d'intersection du plan facial et mandibulaire.

17) **Go (Gonion)** - C'est aussi un point construit. Selon **Ricketts5**, c'est un point à l'intersection des lignes tangentes au bord postérieur de la branche ascendante et à la base de la mandibule. Ce point est utilisé pour définir l'emplacement physique général de l'angle de la mandibule.

Il est placé arbitrairement au point le plus extérieur, le plus bas et le plus postérieur de l'angle de la mâchoire. On observe une assez bonne symétrie dans cette zone, et la vue dégagée devrait simplifier le choix du clinicien quant à l'endroit où placer la marque. Pourtant, il est surprenant de constater que c'est l'interprétation la plus erronée en raison de la zone large et progressive que le bord inférieur de la mandibule présente dans la région goniale. Son large balayage donne au clinicien un choix relativement large d'emplacement pour la marque. **Higley27 l'a** décrit comme l'intersection de la rampe postérieure et du plan mandibulaire.

18) **Moi (Menton)** - C'est le point le plus inférieur de la ligne médiane sur le bord inférieur de la mandibule dans le plan sagittal médian, à peu près là où la courbure antérieure devient confluente avec la base telle que définie par **Martin et Seller30**. Il s'agit donc du point le plus bas sur le bord inférieur du contour de la symphyse de la mandibule. Selon **Krogman29 et Sassouni22**, le menton est le point caudal sur le contour de la symphyse. Il est considéré comme le point le plus bas de la mandibule et correspond au gnathion anthropologique et ce point de vue est fortement soutenu par **vander Linden33**.

19) **Ar (Articulare)** - Ce point a été introduit par **Bjork26** en 1947. Ce point est inexistant en naure, c'est simplement un artefact de l'image radiographique dû au fait qu'il représente l'ombre bidimensionnelle d'un objet tridimensionnel. Bjork l'a défini comme le point d'intersection du bord postérieur de la branche ascendante et du bord extérieur de la base du crâne. Sur les céphalogrammes, il s'agit de l'intersection de l'image du bord du contour dorsal (distal) du condyle mandibulaire avec l'os temporal.

20) **Cd (Condylion)** - Ce terme est fréquemment utilisé pour quantifier la longueur de la mandibule. **Bjork et palling la** définissent comme le

point le plus haut de la tête condylienne. **Enlow et ses collègues21 l'ont** défini comme le point supérieur le plus postérieur du condyle mandibulaire. **Riolo25 le** définit comme étant la courbure supérieure ou la plus supérieure et postérieure des contours droit et gauche de la tête condylienne. Cette définition, en apparence assez simple, n'est pas sans poser de problèmes d'interprétation. Tout d'abord, un grand nombre de chevauchements osseux des images des os temporaux obscurcissent une grande partie de la tête condylienne. Deuxièmement, il y a une variation considérable de l'emplacement de la tête condylienne droite et gauche qui peut être déchiffrée sur le même film.

21) **Ou (Orbitale)** - Point le plus bas de l'orbite en radiographie.

22) **ANS (épine nasale antérieure)** - Il s'agit de l'apophyse osseuse médiane et pointue qui fait saillie vers l'avant du bord supérieur du maxillaire, où elle est rejointe par le plancher antérieur de l'ouverture nasale et la partie médiane osseuse inférieure, presque en forme de frénum, qui forme la partie inférieure de l'épine. **Riolo et al l'ont** décrit comme le point le plus antérieur du maxillaire au niveau du palais. Il est d'une utilité limitée pour l'analyse dans la direction postéro-antérieure car la colonne vertébrale réelle ne peut être vue et son emplacement est carié considérablement selon l'exposition radiographique, mais il est utile dans les mesures verticales. Ce point particulier peut être ressenti en plaçant le bout de l'index contre la base du nez, à l'endroit où la cloison nasale moyenne externe rencontre la zone du philtrum de la lèvre supérieure, et en appuyant vers le haut et vers l'intérieur selon un angle oblique. Là où l'Acanthion s'arrête, étant épuisé, le SNA commence. On peut également supposer que les deux sont assez proches l'un de l'autre, séparés généralement de seulement 1 ou 2 mm au maximum, et qu'ils sont toujours au même niveau horizontal du plan palatin global. Par conséquent, la délimitation réelle

entre les deux se résout le plus souvent à un point discutable. Le SNA qui apparaît réellement sur l'image radiographique est la zone de la structure épineuse osseuse où l'os a une épaisseur latérale d'environ 1 mm.

23) **Antegonion :** Point le plus élevé de l'encoche ou de la concavité du bord inférieur du rameau où il rejoint le corps de la mandibule.

24) **PNS (colonne nasale postérieure)** - Dans la norme latéraliste, ce qui peut être considéré comme le palais ou le palais de la bouche se déplace vers l'arrière et se rétrécit, dans ce qui serait le début de la zone du palais mou, pour former une image très pointue appelée colonne nasale postérieure. Elle représente le processus formé par l'union des extrémités saillantes des bords postérieurs du processus palatin des os du palais.

25) **Ba (Basion)** - Ce point est important dans la construction des plans de référence. Il est défini comme le point médian du bord antérieur du foramen magnum. Il a également été décrit comme le bord le plus inférieur du foramen sur l'os occipital. Il s'agit donc du point le plus en avant et le plus bas des bords antérieurs du trou occipital. **Bjork26** l'a localisé sur les roentgenogrammes de profil comme une projection perpendiculaire du bord antérieur du trou occipital. Dans les deux cas, il s'agit d'un repère difficile à déchiffrer, en raison de la superposition des structures osseuses environnantes. Cependant, il est généralement assez stable et offre une bonne possibilité d'utilisation comme point de référence de base.

26) **Ptm (fissure ptérygomaxillaire)** - Ce point de repère n'est pas un point mais un contour. Il apparaît comme une zone de radiotransparence en forme de goutte renversée, dont la pointe pointe pointe généralement vers la zone PNS. Il présente aussi généralement une courbe gracieuse légèrement vers l'avant jusqu'à la pointe. Elle est presque toujours

clairement définie dans le céphalogramme, bien qu'elle soit entourée d'une quantité considérable d'anatomie osseuse superposée. Il est particulièrement facile à trouver chez les jeunes patients, ce qui est la principale préoccupation de la plupart des cliniciens. Chez l'adulte cependant, il est opacifié, généralement par le processus coronoïde de la mandibule, bien que ce soit généralement seulement dans la région inférieure du repère. Il représente le point où le processus ptérygoïde de l'os sphénoïde et le processus ptérygoïde du maxillaire s'unissent pour former la forme caractéristique de goutte. Il est populaire pour son utilité en tant que composant des lignes de référence de base. **Hunter34 la** décrit comme une zone bilatérale en forme de goutte d'eau renversée, radiotransparente, dont la surface antérieure est considérée comme la surface postérieure du maxillaire. Le point lui-même est généralement pris au confluent le plus antérieur et le plus inférieur des courbures. **Krogman29** et **Sassouni22 l'ont** décrit comme le contour projeté de la fissure et ont indiqué que la paroi antérieure représente étroitement la tubérosité rétromolaire du maxillaire alors que la paroi postérieure représente la courbe antérieure de l'apophyse ptérygoïde. Le point le plus bas de l'ouverture est utilisé en céphalométrie.

27) **Po (Porion)** - Le porion anatomique est défini comme le point le plus supérieur du bord supérieur du méat auditif externe (osseux) et, à ce titre, représente un point de repère important et majeur pour la construction des lignes de référence de base dans divers systèmes d'analyse céphalométrique. En raison de la densité de la partie pétreuse de l'os temporal et de la superposition générale d'autres structures osseuses, le porion peut être difficile à déchiffrer, en particulier lorsqu'il est encore obstrué par l'image de la tige métallique de stabilisation de l'oreille qui peut effacer complètement l'ombre du bord du véritable porion anatomique. Dans un tel cas, le point supérieur de l'image de la

machine peut être utilisé. En général, cependant, en raison de la présence et de la compressibilité des tissus mous dans le conduit auditif et du fait que le conduit auditif n'est pas parfaitement droit, il y aura un écart entre le contour de l'image de porion de machine et le porion anatomique étant légèrement supérieur et postérieur au porion de machine.

Lorsque le conduit auditif se déplace vers l'intérieur de l'oreille interne, il suit une trajectoire légèrement postérieure et supérieure à partir de son point de départ dans l'oreille externe. Ce fait entraîne beaucoup de confusion pour les débutants en matière d'interprétation céphalométrique. Lorsque cette voie se déplace vers l'arrière et la supériorité, elle effectue également une légère courbure caudale. **Tweed14 l'a** mentionné à 4,5 mm au-dessus du centre géométrique de la tige de l'oreille. **Craig32 l'a** décrit comme le point le plus haut des tissus mous recouvrant le conduit auditif externe. **Ricketts5** a déclaré que le vrai Porion est situé directement au-dessus de celui du basion et vers le bas et vers l'avant du conduit auditif interne. Selon **Higley27,** il s'agit du point le plus élevé de la racine du méat auditif externe gauche.

28) **BO (point Bolton)** - Ce point a été nommé d'après **Charles W. Bolton**, un philanthrope qui a aidé à financer les premières études en céphalométrie à la fin des années 1930. Il est défini comme le point le plus élevé des encoches de l'extrémité postérieure des condyles occipitaux de l'os occipital dans les normes latérales. Selon **Broadbent8, c'**est le point le plus élevé de la courbure vers le haut de la fosse rétrocondylienne, mais selon **Higley27, c'**est le point le plus élevé de la concavité derrière l'os occipital.

29) **Point D** - Centre de symphyse donné par Steiner16.

30) **Op (Opisthion)** - Point le plus postérieur de la marge osseuse du foramen magnum.

31) **AC (Acanthion)** - L'acanthion représente des cercles, puisqu'il s'agit d'une véritable structure anatomique - la pointe de la colonne nasale antérieure - mais on ne le voit presque jamais, car il est si fin et si finement pointu qu'il est presque invariablement "brûlé" sur la pellicule radiographique. Heureusement, son rôle dans les discussions céphalométriques est assez limité.

32) **Non (encoche antegonale)** - Elle est définie comme le point le plus élevé de l'encoche antegonale sur le bord inférieur de la mandibule. Parfois, ce point est assez pointu et raisonnablement bien délimité naturellement, mais d'autres fois, le bord inférieur de la mandibule peut être si lisse et gracieusement concave le long de la surface de son bord inférieur que ce point est totalement inexistant.

33) **Point J** - Situé à la jonction du bord antérieur de la branche et du corps de la mandibule.

34) **DS (Dorsam sellae)** - Cet os quadrilatéral ou carré forme la limite postérieure de la selle turcique. Le processus clinoïde postérieur projette.

De son aspect supérieur et il est continu inférieur avec le clivus. Il fait partie de l'os sphénoïde.

35) **R (Broadbent registration point)** - Il s'agit d'un autre point non anatomique ou "marque spatiale" qui a été conçu par **B. Holly Broadbent**[8] pour servir de point de référence afin de permettre la superposition de séries de films d'un même individu (dans ce que l'on appelle des études "longitudinales") pour analyser les changements de forme et de position des os dus à la croissance et/ou au traitement. En tant que tel, un point de référence extrêmement stable est souhaitable.

Le point d'enregistrement est le point médian d'une ligne perpendiculaire tracée de la selle (le centre de la selle turcique ou de la fosse hypophyse) à la ligne Bolton - Nasion. C'était le premier de ce qui allait devenir une série de divers points ou lignes de référence "stables" conçus par divers cliniciens et chercheurs au cours de l'année pour permettre la superposition en série de films afin d'évaluer l'individu en ce qui concerne sa croissance et/ou son traitement.

36) **Capitulare** - C'est le centre arbitraire de la tête de la mandibule ou du condyle. Bien que ce point puisse être représenté sur le spécimen, son emplacement dans la norma lateralis est strictement une question de jugement personnel de l'individu quant à ce qui constitue le centre réel de la tête du condyle. Cependant, en raison de la forme du contour du condyle, cela devient une tâche assez facile avec peu de chance d'erreur d'interprétation. Là encore, comme pour les points A et B, il est plus probable qu'il soit mal placé sur un plan vertical que sur l'horizontale.

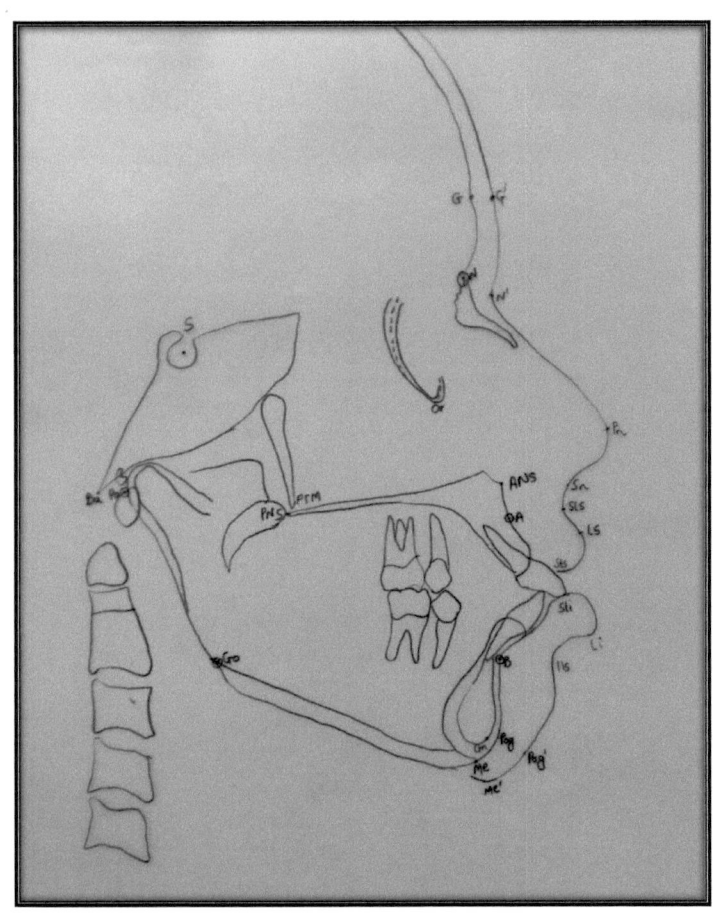

LIGNES ET PLANS CÉPHALOMÉTRIQUES

Les types de lignes et d'avions suivants peuvent être identifiés2, 19-23

1. Lignes reliant les véritables points anatomiques

Par exemple, l'avion palatin rejoint l'ANS et le PNS.

2. Ligne tangente anatomique

Ce sont les lignes passant par les points anatomiques à une extrémité et tangentes à un contour ailleurs.

Par exemple, la ligne du visage est définie comme la ligne joignant la nasion au pogonion, mais le pogonion est généralement juste le point de tangence de cette ligne au menton.

3. Lignes formées par la double tangente

Ce sont les lignes tangentes à la structure ou à l'ouvrage en deux points.

Par exemple, la ligne du rameau est généralement décrite comme touchant la mandibule à la fois au bord postérieur du rameau et au condyle.

Le plan mandibulaire est dessiné en touchant le gonion et le gnathion.

Le plan horizontal de Francfort touche le porion et l'orbite.

Lignes et plans de la Norma Lateralis

1) **Ligne A-B** - Cette ligne relie le point A au point B et représente les points antérieurs des mâchoires l'un par rapport à l'autre et par rapport à la ligne du visage.

   Ligne anonyme - C'est la ligne qui relie Glabella à opisthion.

2) **Le plan de Blumenbach** - Ce plan est appelé plan horizontal de repos, c'est-à-dire le plan formé par le crâne, moins la mandibule, reposant sur une surface horizontale plane. Cela signifie généralement que le crâne repose en avant sur les dents maxillaires et en arrière sur les condyles occipitaux ou sur l'apophyse mastoïde.

3) **La ligne de Broadbent** - Cette ligne a été conçue à la fin des années 1920 par l'un des pères fondateurs de la roentgénocépalométrie, **B. Holly Broadbent,** et est restée la célèbre ligne de base de référence S-N. Elle s'étend bien sûr de la sella à la nasion.

4) **Ligne Broadbent-Bolton** - Un autre millésime - ligne de référence de base de niveau développée par les orthodontistes, cette ligne va du point Bolton à la nasion.

5) **La ligne de Broca** - Parfois aussi considérée comme l'avion de Broca, elle remonte à 1875 et a été conçue comme une tentative d'amélioration de l'avion de Blumenbach. Elle s'étend de la véritable prothèse anatomique jusqu'au point le plus bas du condyle occipital lorsque le crâne repose sur une surface horizontale.

6) **Ligne de Bjork** - C'est la ligne qui va de la Nasion au point des roentgenogrammes du profil où le bord postérieur du condyle coupe le contour de l'os temporal (Articulare).

7) **Ligne du campeur** - Il s'agit de l'un des membres les plus anciens de la famille des lignes et des plans craniométriques, puisqu'il remonte à 1791. Elle est définie comme la ligne qui s'étend de Ac (pointe du SNA) au centre du conduit auditif externe. Le plan du campeur est la voie triangulaire formée par les deux lignes formant AC à chaque méat auditif externe. Le triangle de Camper représente le triangle formé entre la ligne de Camper et une ligne tangente au profil du visage. Cela formerait également un angle connu sous le nom d'"angle facial de Camper". Cela représente également l'une des premières tentatives de construction d'un angle à des fins de description et de visualisation.

8) **La ligne de DeCoster** - C'est la seule "ligne" qui ne soit pas une connexion linéaire de deux points. Elle représente un contour anatomique réel de la ligne planoethmoïdienne de la plaque interne de l'os frontal jusqu'à la partie antérieure de la selle turcique, en passant par le toit de la plaque interne de l'os frontal et le toit de la plaque cribriforme.

9) L'**avion horizontal de Francfort (FH)** - C'est un autre des plus anciens et des plus prestigieux avions de céphalométrie. Il a été introduit par Von Ihreng en 1872. Il peut être visualisé sur l'individu vivant, le crâne séché et le roentgénocéphalogramme latéral du patient vivant également. Elle est récemment "réapparue" comme la méthode préférée des céphalométriciens modernes comme le meilleur compromis pour une ligne de référence de base par rapport à laquelle d'autres points et lignes peuvent être mesurés pour l'interprétation. Ses origines remontent au Congrès international d'anthropologie et d'archéologie préhistoriques, qui s'est tenu à Francfort en 1882. La ligne s'étend de l'orbite au porion. Dans les spécimens actuels, on utilise l'orbite gauche et le porion gauche. Elle est censée représenter la position horizontale idéale de la tête lorsque le patient se tient debout et que ses yeux sont projetés à l'horizon ; c'est

pourquoi elle est généralement utilisée comme plan d'orientation horizontale de l'image céphalométrique dans les normes latérales.

10) **Ligne verticale ou maxillaire postérieure PM** - Une ligne tracée vers le bas à partir du SE le long de l'ombre postérieure de la tubérosité maxillaire passant par la Ptm.

11) Ligne du **visage ou ligne maxillaire antérieure** - Il s'agit d'une ligne tracée parallèlement à la verticale PM par nasion.

12) **Ligne maxillaire supérieure (UM)** - Ligne passant par le SE et la suture fronto maxillaire.

13) **Plan facial** - C'est la ligne qui relie la nasion et le pogonion.

14) **Plan palatin** - C'est la ligne qui va de l'ANS au PNS et qui indique les limites générales du palais dur supérieur.

15) Ligne **Holdaway** - Cette ligne, également appelée ligne d'harmonie, a été développée par R.A Holdaway à l'Université de Taxas et est strictement une ligne de référence pour l'évaluation du profil des tissus mous. Elle est spécifique pour la détermination de l'équilibre et de l'harmonie de la lèvre inférieure. Elle théorise que le bord vermillon de la lèvre inférieure doit se situer à moins de 1 mm d'une ligne tracée à partir du point A des tissus mous ; le point A doit être à 5 mm (+/- 2) de la ligne d'harmonie.

16) **La lignée de Huxley** - Il s'agit d'un autre membre traditionnel de la famille des lignées céphalométriques de référence. Elle s'étend de la nasion au basion et est plus fréquemment appelée ligne de nasion-basion. Elle sépare également le squelette crânien du squelette facial. C'est pourquoi elle est également appelée "axe basiocranial de Huxley". Comme l'ont souligné certains experts, si ce n'était de l'extrême difficulté de localisation, le basion sur le céphalogame, il serait la ligne de référence de base presque parfaite pour la recherche sur la croissance et le développement.

17) **Plan mandibulaire** - Le bord inférieur de la mandibule est facilement visible sur l'image radiographique en latéralisation normale ; il est donc surprenant qu'il y ait quatre plans mandibulaires différents utilisés pour le décrire. Chacun d'entre eux est très apprécié par divers cliniciens et chercheurs de grande renommée.

Tweed et Ricketts définissent le plan mandibulaire comme une ligne droite tangente au bord inférieur de la mandibule.

Downs, l'un des pères fondateurs de l'analyse céphalométrique clinique, définit ce plan comme la ligne reliant le gonion au menton.

Une troisième définition, utilisée par **Steiner,** est la ligne joignant le gonion et le gnathion.

Une quatrième est la ligne de Bimler, une ligne reliant la tangente du menton au bord postéro-inférieur de la mandibule. M-No (menton à l'encoche antégonale).

18) **Ligne de Margolis** - Cette ligne va de la nasion à la synchondrose sphéno-occipitale. Elle est généralement utilisée en conjonction avec le plan mandibulaire dans la méthode d'évaluation céphalométrique du "triangle de Margolis". Cependant, elle présente des problèmes similaires, tout comme l'utilisation de la ligne de Huxley, dans la mesure où le point final de la ligne au niveau de la synchondrose sphéno-occipitale est difficile à déchiffrer sur l'image radiographique.

19) **Plan occlusal** - Il y a trois plans occlusaux. Le premier plan est la ligne reliant le point médian du chevauchement des cuspides mésiobuccales des premières molaires supérieures et inférieures avec le point coupant en deux la surmortalité des incisives. Ce plan semble être le plus populaire et est utilisé par Downs et Steiner. Un second plan, utilisé par Ricketts et l'analyse "Wits", est appelé plan d'occlusion fonctionnel, et

est une ligne joignant le point médian du chevauchement des cuspides mésiobuccales des premières molaires et les cuspides buccales des prémolaires ou des molaires à feuilles caduques. Le troisième plan est la ligne joignant la section médiane des cuspides des molaires à l'extrémité de l'incisive supérieure.

20) **Plan orbital** - C'est un plan perpendiculaire au plan horizontal de Francfort en orbite.

21) **Ligne du rameau** - C'est une ligne tangente au bord postérieur du rameau de la mandibule. Elle peut prendre naissance dans le bord postérieur du condyle, en un point situé immédiatement sous le condyle, ou dans l'articualre (Ar).

22) **La ligne esthétique de Rickett** - C'est la deuxième des lignes de référence du profil des tissus mous. Elle s'étend de la pointe des tissus mous du nez à la partie la plus antérieure du profil des tissus mous du menton. À 8 ans, la lèvre inférieure doit se trouver à 1 mm (+/- 2 mm) derrière la ligne esthétique. La lèvre aura tendance à se rétracter par rapport à la pointe du nez (qui en fait se développe vers l'avant, surtout chez les hommes). Chez la femme adulte, la lèvre inférieure doit se trouver à 2 mm derrière la ligne ; chez les hommes adultes, à 3 mm.

23) **La ligne de Von Baser** - Cette ligne est d'origine anthropologique et suit l'axe antéro-postérieur de l'arc zygomatique tangent à sa converxité supérieure.

24) **La ligne de Von Ihering** - C'est aussi une vieille ligne d'origine anthropologique. Elle est similaire au plan horizontal de Francfort, sauf qu'elle s'étend de l'orbite au centre du méat auditif externe au lieu du porion.

25) **Axe des Y** - Il s'agit d'une ligne conçue par Downs, qui s'étend de la selle au gnathion. Son angulation avec l'horizontale de Francfort est utilisée comme indication de la direction générale de la croissance (soit

principalement verticale, soit principalement horizontale) du squelette facial.

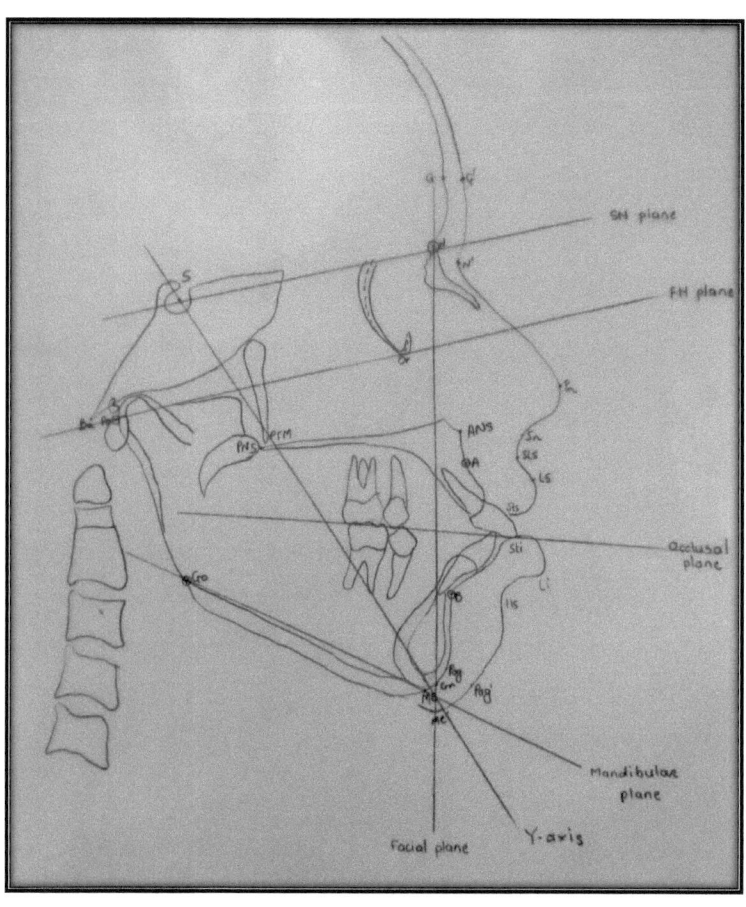

L'ANALYSE CÉPHALOMÉTRIQUE
Classification de l'analyse23

I) Classification méthodologique - Les unités de base de l'analyse sont les angles et les distances en millimètres (lignes). Les mesures (en degrés ou en millimètres) peuvent être considérées comme absolues ou relatives, ou elles peuvent être reliées les unes aux autres pour exprimer des proportions ; corrélations.

Analyse angulaire - Les unités de base sont les degrés d'angle.

L'analyse dimensionnelle considère les différents angles de manière isolée, en les comparant avec des chiffres moyens. L'analyse de Down est de ce type.

L'analyse proportionnelle est basée sur la comparaison des différents angles afin d'établir des relations significatives entre les différentes parties du squelette facial. L'analyse de Koski (1953) appartient à ce groupe, et a été développée plus avant par Koski et Vorolainon (1965). Le résultat obtenu avec cette analyse donne les relations entre les plans de référence de base OP-N et OP-Pog en pourcentage.

Analyse pour déterminer la position : Les mesures angulaires peuvent également être utilisées pour déterminer la position de certaines parties du squelette facial. Les angles SNA et SNB, par exemple, donnent les relations entre les bases maxillaire et mandibulaire et la base crânienne.

Les mesures angulaires ne sont normalement pas suffisantes en soi pour la céphalométrie et des mesures linéaires seront nécessaires en plus.

L'analyse angulaire présente certaines lacunes :

Les lignes sont tracées par rapport à un plan de référence primaire, en partant du principe que celui-ci reste constant. Si ce plan présente des écarts par rapport à la moyenne, l'analyse n'est pas fiable. Les mesures sont souvent liées à des normes particulières ou à des valeurs moyennes. Ces normes sont toutefois soumises à un certain nombre de facteurs, tels que l'âge, le sexe, les prédispositions héréditaires et ethniques, etc. Elles sont basées sur des moyennes et dans le cas particulier. C'est l'écart par rapport à la moyenne qui est caractéristique.

Analyse linéaire

Pour l'analyse linéaire, le squelette facial est analysé en déterminant certaines dimensions linéaires entre des points anatomiques ou des points construits. Dans presque toutes les analyses, certains paramètres utilisent des mesures linéaires.

II. Analyse orthogonale

Un plan de référence est établi avec les différents points de référence projetés perpendiculairement sur celui-ci, après quoi les distances entre les projections sont mesurées. L'analyse orthogonale peut être partielle ou totale. L'analyse orthogonale totale peut être géométrique ou arithmétique. La méthode DeCoster est une analyse géométrique orthogonale totale.

Pour la méthode arithmétique, les points de référence sont projetés sur un plan de référence horizontal et vertical et les distances entre les points de ces plans sont déterminées.

L'analyse orthogonale partielle consiste en une évaluation orthogonale d'une partie seulement du crâne facial. Wylie (1947), par exemple, a utilisé le plan horizontal de Francfort comme plan de référence. Il a projeté un certain nombre de points de référence perpendiculairement sur ce plan et a mesuré les distances entre les points ainsi obtenus dans le plan. La méthode diffère de l'analyse arithmétique orthogonale totale en ce que les mesures sont toujours effectuées dans un seul plan.

Les analyses orthogonales sont illustratives et adaptées à l'enseignement, mais pas à des fins de diagnostic. La méthode la plus connue est l'analyse de Sassouni (1958), qui consiste à ne pas projeter les points de référence perpendiculairement, mais à dessiner des arcs à l'aide de boussoles.

Les analyses dimensionnelles et linéaires sont basées sur l'évaluation de certaines mesures linéaires, soit directes, soit en projection.

La méthode directe donne certaines mesures linéaires (par exemple la longueur de la base mandibulaire) comme distance entre deux points de référence. Les résultats sont donnés en termes absolus, de sorte que l'âge doit également être pris en compte pour leur interprétation.

L'analyse dimensionnelle linéaire projetée détermine les distances entre certains points de référence qui ont été projetés sur une ligne de référence.

Les analyses linéaires proportionnelles sont basées sur des valeurs relatives plutôt qu'absolues. Les différentes mesures sont comparées les unes aux autres, sans référence à des normes.

III. Classification normative :

L'analyse peut également être classée selon les concepts sur lesquels les valeurs normales ont été basées.

Analyse mononormative. Par exemple, Tweeds et le triangle de Margoli

Les moyennes servent de normes pour celles-ci : elles peuvent être arithmétiques ou géométriques.

Les normes arithmétiques sont des chiffres moyens basés sur des mesures angulaires, linéaires ou proportionnelles.

Les normes géométriques sont des moyennes tracées sur une feuille transparente. L'évaluation consiste à les comparer avec le cas analysé. Ces méthodes ne font que fournir une orientation rapide.

L'inconvénient de l'analyse mononormative est que les paramètres individuels sont considérés isolément. Ils ne représentent pas non plus nécessairement une moyenne normale, car les écarts entre les dimensions individuelles des mâchoires et du visage peuvent se compenser mutuellement de sorte que l'occlusion est normale, tout comme les mesures normales peuvent cumulativement tendre vers une extrémité de la plage de variation normale, la somme totale étant la malocclusion, les analyses mononormatives ne conviennent qu'aux études de groupe, et non à des fins de diagnostic.

Analyse multinormative

Pour celles-ci, toute une série de normes sont utilisées, avec prise en compte de l'âge et du sexe.

L'exemple est l'analyse McNamara'a.

IV. Analyse corrélative.

Elles sont utilisées pour évaluer les variations individuelles des structures faciales afin d'établir leur relation mutuelle. Les analyses corrélatives sont les plus adaptées à des fins de diagnostic et sont utilisées comme telles par la plupart des auteurs. L'analyse de Coben et l'analyse quadrilatérale de Diapalo en sont des exemples.

V. Classification en fonction du domaine d'analyse.

Les différentes analyses peuvent porter sur des zones limitées ou sur l'ensemble du squelette facial.

Analyse du squelette dentaire

Ceux-ci analysent les dents et les structures squelettiques. Ils peuvent être réalisés à partir de norma lateralis, norma frontalis ou en trois dimensions. Un développement plus récent est l'analyse stéréométrique tridimensionnelle, mais celle-ci n'est pas encore totalement développée pour un usage clinique.

Analyse des tissus mous

Il peut s'agir de l'ensemble du profil en latéralisation normale, ou de certaines structures seulement. Nous effectuons généralement une analyse partielle des tissus mous latéraux, par exemple pour analyser les lèvres dans une radiographie céphalométrique.

Analyse fonctionnelle

Les radiographies céphalométriques peuvent également être utilisées pour évaluer les relations fonctionnelles telles que la relation entre l'occlusion et l'espace interocclusal dans les norma lateralis et les norma frontalis.

L'ANALYSE DE TWEED 14, 35-38

INTRODUCTION

Il s'agit d'une analyse mono normative développée par Charles Tweeds dès 1946. Cette analyse communément appelée "Tweed's Diagnostic

Triangle" consiste en trois plans formant les trois côtés d'un triangle et les trois angles du triangle forment une somme de 180 degrés.

Importance- L'analyse de Tweed est principalement destinée à la planification du traitement clinique en établissant la position que doit occuper l'incisive inférieure, en prévoyant des variations dans la position des incisives mandibulaires et en plaçant les incisives supérieures en fonction de l'incisive inférieure.

Les trois avions sont

1. L'avion de Francfort Horizontal.
2. Une ligne passant par l'axe long de la couronne de l'incisive inférieure.
3. Le plan mandibulaire.

Les trois angles formés entre les trois plans sont

1. FMA - L'angle entre le plan mandibulaire et l'horizontale de Francfort.
2. FMIA - L'angle entre l'axe long de l'incisive et le plan de Francfort.
3. IMPA - L'angle entre l'axe long de l'incisive inférieure et le plan mandibulaire.

Il est très regrettable que certains praticiens aient utilisé l'analyse de Tweed comme une analyse faciale totale. Tweed n'avait pas l'intention d'en faire une analyse totale. Cette analyse se base principalement sur la déflexion de la mandibule telle que mesurée, par l'angle du plan mandibulaire de Francfort (FMA) et la posture de l'incisive inférieure. Les objectifs de cette analyse semblent être doubles : déterminer rapidement la position que devrait occuper l'incisive inférieure à la fin du traitement. La détermination préalable de cette relation fournit des informations utiles pour la planification du traitement, en particulier, en ce qui concerne l'extraction. Ensuite, le Dr Tweed a établi un pronostic sur le résultat du traitement, en se basant sur la configuration du triangle.

Description.

FMA - Selon les Tweeds, la fourchette normale de FMA est de 20 à 30 degrés avec une moyenne de 25 degrés comme normale et l'IMPA a une fourchette de 85 à 95 degrés avec une moyenne de 90 degrés comme normale. Si l'on accepte cette normale, le troisième angle de l'AMMP sera évidemment de 65 degrés.

La base est l'angle FMA, comme l'indiquent les normes et les pronostics suivants :

1. FMA 16 à 28 : Bon pronostic

    A 16 ans de FMA. L'IMPA devrait être de 90 + 5 = 95

    A 22 ans de FMA, l'IMPA devrait être à 90 ans.

    A 28 ans de FMA, l'IMPA devrait être de 90 - 5 = 85

Environ 60 des malocclusions ont des FMA entre 16 et 28 ans.

2. FMA de 28 à 35 ans

    Pronostic juste à 28 ans et pas favorable à 35 ans.

Pour atteindre les proportions idéales, il faut réduire la substance dentaire. L'IMPA devrait être de 90 - 5 = 85 à un FMA de 28 degrés, les extractions étant nécessaires dans la majorité des cas. A 35 FMA, l'IMPA devrait être de 80 à 85.

3. FMA supérieur à 35 ans - Mauvais pronostic, les extractions compliquent souvent le problème.

FMIA

Tweed a souligné l'importance de l'angle de l'AIMF, recommandant qu'il soit maintenu entre 65 et 70. Dans le cas des modèles squelettiques de classe I. Il devrait être d'au moins 65 degrés alors que dans le cas des modèles squelettiques de classe II, il devrait être de 70 degrés.

IMPA

La plage de températures va de 85 à 95 degrés, avec une valeur normale de 90 comme moyenne. Une légère inclinaison des incisives inférieures est autorisée dans les modèles squelettiques de classe II. Pour chaque degré de FMA supérieur à la norme de 25 degrés, les incisives mandibulaires doivent être positionnées un nombre de degrés postérieur à leur norme acceptée.

Kesling a donné une formule pour positionner les incisives mandibulaires dans les cas où l'angle du plan mandibulaire de Francfort est anormalement incliné.

L'axe long de l'incisive centrale mandibulaire est fixé à 90 degrés par rapport au plan mandibulaire lorsque l'angle entre le plan mandibulaire et le plan FH (FMA) est de 25 degrés. Cependant, si la valeur FMA diminue par rapport à cette norme de 25 degrés, les incisives mandibulaires doivent être placées labialement de + 1 degré pour chaque degré de diminution de la valeur FMA. Ce rapport doit être observé jusqu'à ce que la valeur FMA atteigne 20 degrés, les incisives mandibulaires étant positionnées de + 5 degrés labialement (95 degrés), ce qui est la limite maximale. De même, la limite maximale fixée pour l'inclinaison linguale des incisives mandibulaires est de 8 degrés à FMA de 33 degrés en suivant le même rapport que celui décrit précédemment, c'est-à-dire en déduisant un degré d'angulation pour chaque degré d'augmentation de l'angle FMA.

Correction de la plaque de tête

Les étapes de la correction de la plaque de tête pour l'analyse spatiale sont les suivantes

1. Le triangle de Tweed est dessiné sur la plaque frontale (céphalogramme latéral) du patient. La ligne pleine représente l'inclinaison existante des incisives mandibulaires par rapport au plan horizontal de Francfort.

2. Repositionnez maintenant l'inclinaison de l'incisive mandibulaire sur le plan FH dans la position souhaitée (65 degrés pour un squelette normal et 70 degrés pour un squelette de classe II). Ceci est dessiné en pointillés.

3. La distance entre la ligne continue et la ligne pointillée au bord de l'incisive est la distance en millimètres à laquelle les incisives mandibulaires doivent être inclinées lingualement pour satisfaire aux exigences minimales d'angulation de l'AMMD.

4. Mesurez la distance entre les deux lignes (X mm)

5. Cela signifie que les incisives inférieures se déplacent d'une distance X mm et que la réduction de la longueur de l'arc ou l'espace requis est donc de 2X mm au total.

Simple indiqué par ailleurs

1. Mesurer l'AMDV originale (X degrés)

2. Mesurer l'AMDV souhaitée (degrés Y)

   (65 ou 70 degrés selon le cas)

3. Soustrayez les degrés X - Y pour obtenir une différence de Z degrés.

4. Multipliez ce degré z par 0,8 pour obtenir l'espace nécessaire dans l'arcade pour que la dent soit déplacée dans l'angulation souhaitée.

Lorsque l'opérateur estime avoir atteint la position correcte des incisives mandibulaires, il prend une autre plaque de tête et est guidé par ce qu'il trouve. S'il n'a pas ramené les dents à l'angle de FMIA souhaité, il doit poursuivre l'action pour atteindre son but, puis vérifier avec une autre plaque frontale. C'est ce qu'il appelle la préparation à l'ancrage.

Lorsque l'ancrage a été préparé, le traitement de classe II est institué. Une fois le traitement de classe II terminé, une autre plaque de tête est prise et l'angle est mesuré. Si l'AMDV est de 65 degrés ou plus et que l'esthétique faciale est satisfaisante, le positionnement détaillé des dents est alors effectué et le cas est conservé. Si l'on constate qu'après la correction de l'état de classe II, un certain ancrage a été perdu, comme l'indique un AMDV inférieur à 65 degrés, un engrenage de tête est placé dans l'arcade maxillaire et la mécanique de classe III est utilisée pour rétablir l'ancrage à un AMDV minimum de 65 degrés. Cette opération est ensuite suivie d'un traitement de classe II.

Toutefois, Tweeds conclut par un avertissement selon lequel personne ne pourra jamais présenter une procédure de traitement à toute épreuve basée sur des anges froids et cela ne fait pas exception. Il peut arriver que les exigences esthétiques du visage ne soient pas satisfaites même si cette formule est suivie et respectée. C'est pourquoi l'œil doit être le facteur décisif dans ces cas inhabituels. L'AMDI de 6 degrés fonctionne magnifiquement dans la plupart des cas, mais il y a des cas qui nécessitent un AMDI de 75 degrés pour obtenir le meilleur équilibre du visage.

Normes de l'Université du Michigan en matière d'analyse des tweeds38

HOMMES (âge en années)

Paramètre	9	10	11	12	13	14	15	16
1. FMA	29.5-+5.5	29.6+5	29.1+4.7	29.4+5.5	29+5.1	27.7+5.8	28.5+6.2	28.7+5.2
2. FMIA	55.4+7.0	54.5+6.7	55.2+_6.8	55.7+_6.3	55.2+_7	56.6+_8.2	55.9+_801	55.6+_8.2
3. IMPA	94.7+5.7	95.8+-5.1	95.8+_5.4	95.1+_5.9	96.1+_7.1	94.8+_7.2	94.8+_7.1	95.3+_6.6

FEMMES (âge en années)

	9	10	11	12	13	14	15	16
1. FMA	28.4+_4.9	28.9+_4.2	28.8+_4.4	28.1+_5.2	26+_4.3	24.8+_5.8	24.6+_4.1	25.8+_3.0
2. FMIA	57.8+_7.7	57+_7.5	58+_5.7	56,7+_7.7	59.1+_6.3	58.3+_9.4	61.5+_9.2	59+_10.2
3. IMPA	93.9+_7.2	93.8+_6.8	93.3+_6.0	94.7+_6.5	93.2+_6.	94.3+_6.8	92+_6.4	92.1+_9

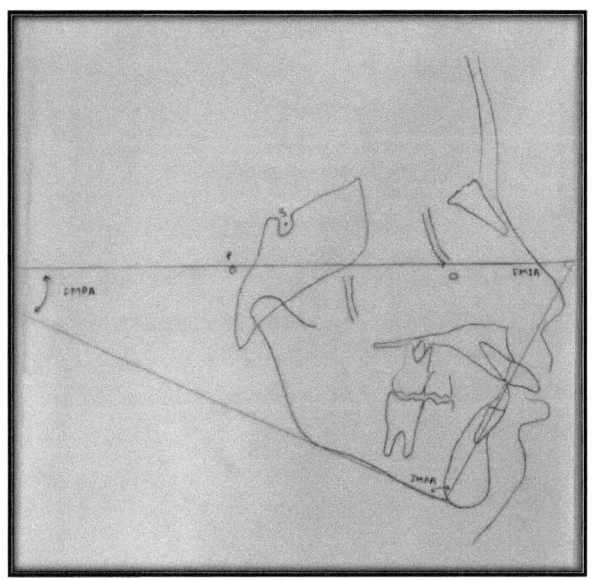

ANALYSE DE LA BAISSE15, [38-42]

Importance - L'analyse de Downs donne le schéma du squelette facial à l'exclusion des dents et du processus alvéolaire, qui comprend la relation entre les dents et le processus alvéolaire et le squelette facial.

Le matériel de contrôle étudié par Downs provient de 20 sujets caucasiens, âgés de 12 à 17 ans et répartis également en fonction du sexe. Tous les individus possédaient d'excellentes occlusions cliniques. Il a observé les photographies, les céphalogrammes et les radiographies intra-orales prises pour chacun de ces patients. Pour les besoins de son étude, il a divisé la tête en deux parties, le crâne et le visage. Le visage est ensuite divisé en

1. Face supérieure

2. Dents et zone alvéolaire

3. Le bas du visage ou la mandibule.

Des points de repère conventionnels ont été utilisés, sauf pour certains qui nécessitent une explication. Il a utilisé le porion céphalométrique au lieu du porion anatomique ou anthropométrique. L'horizontale de Francfort a été construite en reliant le porion et l'orbite gauche et c'était le plan de référence dans son étude.

Le plan mandibulaire utilisé est une ligne aux bords inférieurs de la mandibule tangente à l'angle du gonion et à l'image de profil de la symphyse.

Il a décrit quatre types de visage de base, cinq paramètres pour le modèle squelettique et les cinq pour le modèle de prothèse dentaire qui sont résumés ci-dessous.

Types de visage de base :

La trisomie est constituée de quatre types de visages de base :

1) Rétrognathique, une mâchoire inférieure récessive.

2) Mésognathique, une mâchoire inférieure idéale ou moyenne.

3) Prognathique, une mâchoire inférieure saillante.

4) Un véritable prognathisme, une protubérance prononcée du bas du visage.

Tout ou partie des éléments ci-dessus pourrait présenter une occlusion normale et un profil facial harmonieux dans sa forme et ses proportions.

Puisque le plan horizontal de Francfort se rapproche d'une position de niveau lorsqu'on se tient en position de vision de loin. On a choisi d'utiliser ce plan comme base de référence pour déterminer le degré de rétro-, ortho- ou prognathisme.

Échantillon - 20 enfants de 12 à 17 ans présentant une excellente occlusion et dont l'âge moyen est de 14,5 ± 2,5 ans ont été prélevés.

Mesures	Gamme	Moyenne
A) Mesures du squelette		
1) Angle du visage	$82^0 \pm 92^0$	87.8^0
2) Angle de convexité	$10^0 \pm -8.5^0$	0^0
3) Angle du plan A-B	$-9^0 \pm 0$	-4.6^0
4) Angle du plan mandibulaire	28^0 à 17^0	21.9^0
5) Axe des Y	66^0 à 53^0	59.4^0
B) Mesures dentaires		
1) Cant du plan occlusal	1.5-14^0	9.3^0
2) L'angle interincisif	130-150.5^0	135.4^0
3) LI au plan mandibulaire	-8.5-7^0	1.4^0
4) LI au plan occlusal	3.5^0-20^0	14.5^0
5) Distance UI à A-Pog	-1 mm à 5 mm	2,7 mm

Modèle squelettique :

Angle du visage : L'angle facial est utilisé pour mesurer le degré de rétraction ou de saillie de la mâchoire inférieure. Il s'agit de l'angle intérieur inférieur dans lequel le plan facial (Nasion-Pogonion) coupe l'horizontale de Francfort (FH). La lecture moyenne pour cet angle est de 87,8 (S D 3,6) avec une plage de 82 à 95.

Un menton protubérant augmente cet angle, alors qu'une lecture angulaire inférieure à la moyenne suggère un menton rétrograde généralement associé à des motifs squelettiques de classe II.

L'angle facial indique le degré de récession ou de saillie de la mandibule par rapport à la partie supérieure du visage au point où l'horizontale de Francfort est liée à la ligne du visage (Nasion-Pogonion).

L'inclinaison du plan occlusal vers le bas, moyenne de 9,3 degrés et l'angle du plan mandibulaire, moyenne de 21,9 degrés.

Axe Y en bas : Il s'agit d'un indicateur primaire de la direction de la croissance. Il s'agit de l'angle entre FH et la ligne S-Gn, soit 59,4 degrés en moyenne.

L'angle interincisif de Down est en moyenne de 135,4 degrés ; l'angle entre l'incisive mandibulaire et le plan occlusal est en moyenne de 14,5 degrés, et l'angle entre l'incisive mandibulaire et le plan mandibulaire est en moyenne de 1,4 degré. Ces deux derniers angles sont mesurés en soustrayant 90 degrés de l'angle réel mesuré, ce qui peut donner une valeur positive ou négative.

Angle de convexité : Cet angle mesure le degré de la partie maxillaire du visage par rapport au profil total du visage (Nasion - Pogonion). Cet angle de convexité est formé par l'intersection de deux lignes, l'une allant de la nasion au point A et l'autre du point A au Pogonion.

Cet angle se lit en degrés plus ou moins à partir de zéro. Si la ligne pogonion - point A est prolongée et située en avant de la ligne NA, l'angle est lu comme positif. Un angle positif suggère une proéminence de la base de la prothèse maxillaire par rapport à la mandibule. Un angle négatif de convexité est associé à un profil prognathique où le point A est postérieur au plan facial.

La gamme s'étend de -8,5 à un maximum de 10, la moyenne étant une ligne droite reliant les trois points.

Angle du plan A-B : Le plan A-B est une mesure de la relation de la limite antérieure des bases apicales entre elles et par rapport au profil du visage. Les points A et B sont reliés par une ligne et lorsque la ligne est prolongée, l'angle formé avec la ligne Nasion- Pogonion est lu. Il représente une estimation de la difficulté à obtenir une inclinaison axiale et une relation incisive correctes ainsi que des inclinaisons axiales satisfaisantes de ces dents en utilisant une thérapie orthodontique.

Comme le point B est placé derrière le point A, cet angle a généralement une valeur négative, sauf dans les malocclusions de classe III ou les occlusions de classe I avec proéminence de la mandibule. Une valeur négative importante suggère un motif facial de classe II. La lecture s'étend d'un maximum de O (parallélisme) à un minimum de -9 avec une lecture moyenne de -4,8.

Plan mandibulaire Angle : Le plan mandibulaire, selon Downs, est tangent à l'angle goniale et au point le plus bas de la symphyse. L'angle du plan mandibulaire est établi en rapportant le plan mandibulaire au plan horizontal de Francfort. Cette mesure a déjà été utilisée par Tweed comme outil de diagnostic clinique. Des angles élevés du plan mandibulaire se produisent sur les visages en retrait et en saillie et sont évocateurs d'un schéma facial hyper divergent défavorable.

La plage de lecture va d'un minimum de 17 à un maximum de 28 avec une moyenne de 21,9.

Further Down a noté que le coefficient de corrélation entre l'angle du plan mandibulaire et l'angle facial était de - 0,726, ce qui indique que lorsque l'angle facial diminue (le menton étant placé plus en arrière), l'angle du plan mandibulaire a tendance à augmenter (le bord de la mandibule devient plus raide).

Axe Y - (Croissance) : Le visage se balance sous le crâne au cours de sa croissance et de son développement de la naissance à la maturité, on dit qu'il se développe dans une direction descendante et vers l'avant. Une ligne allant de la selle au gnathion a été utilisée comme expression de la direction de cette croissance et est appelée par les descendants comme axe Y.

L'angle de l'axe Y est l'angle aigu formé par l'intersection d'une ligne allant de Sella turcica à Gnathion avec le plan horizontal de Francfort. Cet angle est plus grand dans les motifs faciaux de classe II que dans ceux de classe III. Il indique le degré de position du menton vers le bas ou vers l'avant par rapport au haut du visage. Une diminution de l'axe Y dans les radiogrammes en série peut être interprétée comme un modèle de croissance plus important à l'horizontale qu'à la verticale. Une augmentation de l'axe Y suggère une croissance verticale supérieure à la croissance horizontale de la mandibule. La plage s'étend d'un minimum de 53 à un maximum de 66 avec une lecture moyenne de 59,4.

Modèle de prothèse dentaire :

L'autre domaine étudié est celui qui comprend les dents et le processus alvéolaire. Il a donné cinq paramètres pour expliquer le modèle de dentier.

Cant de l'avion occlusal : C'est une mesure de l'inclinaison du plan occlusal par rapport à l'horizontale de Francfort. A l'origine, la ligne occlusale était définie comme la ligne coupant les cuspides chevauchantes de la hauteur de la première molaire et la surmortalité incisive, cas dans lesquels les incisives sont grossièrement mal positionnées comme en supra éruption ou infra éruption. Les Downs recommandent de tracer le plan d'occlusion à travers la région des cuspides chevauchantes de la première prémolaire et de la première molaire.

Lorsque la partie antérieure du plan est plus basse que la partie postérieure, l'angle serait positif. On trouve des angles positifs plus importants dans les motifs faciaux de classe II. Le rami long a tendance à diminuer cet angle.

Moyenne = +9,3 avec un maximum de 14 et un minimum de + 1,5.

Un coefficient de corrélation entre cette ligne et la ligne du visage de 0,775 indique que les plans ont tendance à se rapprocher du parallélisme lorsque l'angle du visage augmente.

En général, les types de visage de classe II ont un plan occlusal relativement raide. À mesure que les types faciaux se rapprochent de la classe III, le plan d'occlusion tend à devenir plus horizontal. Si les lectures dépassent le parallélisme en raison d'une baisse de l'extrémité postérieure, les lectures sont faites en degrés négatifs.

Angle Interinsical : C'est une mesure de l'inclinaison axiale des dents des incisives supérieures et inférieures. Il est établi en passant une ligne à travers le bord incisif et l'apex de la racine des incisives centrales maxillaires et mandibulaires. L'angle est relativement faible chez les individus dont les incisives sont inclinées vers l'avant sur la base de la prothèse.

Moyenne = 135,4 Fourchette = 130 à 150.

Angle du plan d'occlusion des incisives : Relie les incisives inférieures à leur surface de fonctionnement au niveau du plan d'occlusion. L'angle intérieur inférieur est lu comme une déviation plus ou moins par rapport à l'angle droit, (c'est-à-dire le complément). L'angle positif augmente à mesure que ces dents s'inclinent vers l'avant.

Fourchette = +35 à + 20.

Moyenne = 14,5 degrés (S. D. Of + - 3,5).

Angle du plan mandibulaire de l'incisive : Se trouve à l'intersection du plan mandibulaire avec une ligne passant par le bord incisif et l'apex de la racine de l'incisive centrale de la mandibule.

L'angle est positif lorsque les incisives sont inclinées vers l'avant sur la base de la prothèse. Plage = -8,5 à + 7 Moyenne = 14.

Protrusion des incisives maxillaires : Elle est mesurée comme la distance entre le bord incisif de l'incisive centrale maxillaire et la ligne du point A pogonion. Cette distance est positive si le bord incisif est en avant du point. La ligne du pogonion A. Elle indique l'importance de la saillie dentaire maxillaire.

Gamme = - 1,0 mm à + 5 mm. Moyenne = + 2,7 mm.

Les Downs concluent à juste titre que dans les limites décrites ci-dessus, on peut s'attendre à traiter une malocclusion sur un visage bien équilibré à condition de maintenir une relation équilibrée entre la prothèse et le squelette. Des déviations excessives de l'une de ces relations peuvent être considérées comme des variations défavorables qui réduisent les chances d'obtenir un visage harmonieusement équilibré, en rapport direct avec le montant de la déviation. Les dix mesures utilisées dans l'évaluation décrivent bien les relations entre le squelette et la prothèse dentaire, mais les lectures uniques ne sont pas si importantes ; ce qui compte, c'est la manière dont elles s'emboîtent toutes les unes dans les autres et leur corrélation avec le type de fonction et l'esthétique.

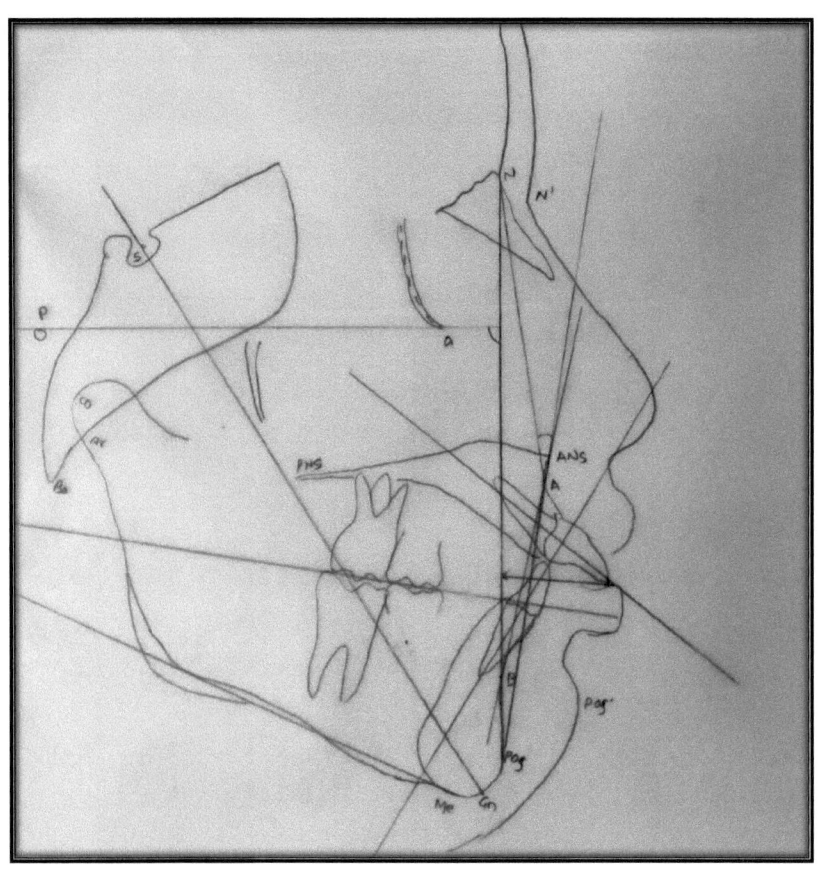

Normes de l'Université du Michigan pour l'analyse de la trisomie 38

Femmes

PARA-METER								
	9	10	11	12	13	14	15	16
Squelette Modèle								
Angle du visage	84.3 +- 3.0	84.0+ -3.5	84.6+ -2.7	85.0+ -3.0	86.1+ -1.9	86.7+ -1.9	87.2+ -3.0	86.0+ -2.5
Angle de convexité	7.6+ -5.6	7.2+- 5.7	6.6+- 4.5	6.4+- 4.5	5.4+- 5.3	5.3+- 5.9	4.1+- 5.9	3.2+- 5.6
AB Angle du plan		-5.6+ -3.7	-5.9+- 3.7	-5.9+- 3.2	-5.9+- 3.6	-5.7+- 3.4	-5.7+- 3.5	-5.1+- 3.9	-4.9+- 3.5
Angle du plan	28.4 +- 4.9	28.9+ -4.2	28.8+ -4.4	28.1+ -5.2	26.0+ -4.3	24.8+ -5.8	24.6+ -4.1	25.8+ -3.0

mandibulaire								
Axe Y	60.4 +- 3.5	60.8+ -4.2	60.6+ -3.7	60.5+ -3.8	59.5+ -2.1	58.9+ -3.8	58.0+ -3.4	59.6+ -2.6
Modèle de prothèse dentaire								
Cant de l'occlusal	10.7 +- 3.6	10.8+ -3.7	10.4+ -2.9	9.4+- 3.0	8.1+- 2.4	7.7+- 3.5	7.5+- 1.8	8.3+- 1.5
Angle inter incisif	125.5+- 9.9	125.4 +-8.9	126.9 +-9.1	125.5 +- 10.0	128.6 +-8.4	128.0 +-9.5	131.9 +- 10.3	133.6 +- 13.1
Incisive inférieure à plan occlusal	21.6 +- 6.8	21.8+ -6.9	21.5+ -6.4	22.6+ -6.9	22.5+ -7.2	22.3+ -7.4	19.7+ -7.4	18.9+ -10.1
Incisive inférieure au plan mandibulaire	4.2+ -7.0	4.1+- 6.7	3.4+- 5.8	4.9+- 6.6	3.3+- 5.7	4.5+- 6.9	2.3+- 6.5	2.0+- 9.4

| Incisive supérieure A-Pog | 6.7+-2.8 | 6.7+-2.4 | 6.5+-2.7 | 6.9+-3.0 | 6.4+-2.6 | 6.3+-2.4 | 5.7+-3.0 | 5.2+-3.2 |

Normes de l'Université du Michigan pour l'analyse de la trisomie 21

Hommes

PARA-METRE								
	9	10	11	12	13	14	15	16
<u>Modèle squelettique</u>								
Angle du visage	81.9+-3.6	82.1+-3.4	82.6+-3.5	82.6+-3.8	82.3+-3.4	83.3+-3.4	82.9+-4.5	82.5+-3.9
Angle de convexité	8.0+-4.5	7.9+-4.9	7.5+-4.5	6.7+-4.8	6.1+-4.8	5.2+-4.8	4.9+-5.1	4.4+-6.0

Angle du plan AB	-5.9+-2.5	-6.3+-2.7	-6.6+-2.7	-6.1+-2.7	-6.0+-2.7	-5.9+-2.9	-5.8+-2.9	-6.0+-3.1
Angle du plan mandibulaire	29.5+-5.5	29.6+-5.0	29.1+-4.7	29.4+-5.5	29.0+-5.1	27.7+-5.8	28.5+-6.2	28.7+-5.2
Axe Y	61.4+-4.3	61.8+-3.9	61.6+-3.9	62.2+-4.5	62.6+-3.9	61.8+-4.5	63.1+-5.0	63.5+-3.8
Modèle de prothèse dentaire								
Cant du plan occlusal	12.2+-4.4	12.0+-3.7	11.3+-3.6	11.4+-3.6	11.6+-4.3	9.7+-4.7	9.9+-5.0	9.7+-3.5
Angle inter incisif	126.3+-9.2	124.6+-8.6	124.9+-9.1	127.1+-9.7	127.6+-10.9	129.6+-10.8	129.2+-10.1	126.6+-10.0
Incisive inférieure au plan occlusal	21.7+-5.6	23.1+-5.5	23.5+-5.6	22.7+-6.4	23.6+-6.6	22.4+-6.9	23.4+-6.3	25.3+-6.8

Incisive inférieure au plan mandibulaire	5.2+-5.7	6.1+-5.0	6.2+-5.3	5.4+-5.8	6.3+-6.9	4.9+-7.2	4.8+-6.8	5.6+-6.6
Incisive supérieure A-Pog	6.9+-2.5	7.7+-2.6	8.0+-2.5	7.2+-2.6	7.0+-3.0	6.6+-2.8	6.4+-2.9	7.4+-2.7

Analyse de la situation au Maharashtra

Cette étude a été réalisée par **Kotak V.B. (1960)** [42]

Aucune mention de la taille de l'échantillon.

Mesures	Moyenne	Gamme
1) Angle du visage	84.980	79-91
2) Angle de convexité	3.75	-14 à 13 ans
3) Angle du plan A-B	-4.85	-10 à 3,5
4) Plan mandibulaire	22.73	11-34
5) Axe des Y	61.85	54.5-68.5
6) Cant du plan occlusal	11.55	0-18

7) Angle interincisif	119.6	105.5-134.5
8) LI au plan mandibulaire	17.13	5-29
9) LI au plan occlusal	29.22	21-41
10) UI à A-Pog (mm)	7.5	3.5-11

ANALYSE DE STEINER[16, 38, 43-45]

L'analyse de Steiner fournit un ensemble de normes qui ont été utilisées comme aide au diagnostic dans la pratique clinique. Elle a été introduite pour la première fois par Cecil Steiner en 1953. Steiner n'a pas dérivé ses valeurs normales à partir d'un échantillon spécifique mais il attribue à Downs, Reidel Thompson, Margolis, Wylie et d'autres certains des concepts et valeurs incorporés dans son analyse. Cecil C. Steiner a sélectionné ce qu'il considérait comme les paramètres les plus significatifs et a élaboré une analyse composite qui, selon lui, fournirait le maximum d'informations cliniques avec le minimum de mesures.

En comparant les relevés des mesures des patients atteints de malocclusion avec ceux des occlusions "normales", le degré de déviation par rapport à la normale a pu être déterminé.

Importance - L'analyse de Steiner donne les ajustements des positions des incisives qui seraient nécessaires pour obtenir une occlusion normale lorsque l'angle ANB n'est pas idéal. Les valeurs dérivées de l'analyse peuvent être utiles pour établir l'ampleur du mouvement de la dent nécessaire pour corriger toute malocclusion.

Le plan de référence dans l'analyse de Steiner est l'avion Sella-Nasion. La raison pour laquelle il a choisi ce plan est que les points "S" et "N" sont tous deux situés dans un tissu dur et non élastique, sont directement visibles sur une radiographie de profil, et en particulier parce qu'ils sont situés dans le plan mi-sagittal et sont donc déplacés à un degré minimum par le mouvement de la tête.

Elle implique l'évaluation de différentes parties du crâne séparément, à savoir le squelette, les dents et les tissus mous.

Analyse du squelette

1) L'angle du SCN = 82^0

2) L'angle du BNS = $^{80 0}$

3) Angle ANB = ^{20}

   Classe I   - ANB = $0-5^0$

   Classe II   - ANB = $\geq\ ^{60}$

   Classe III   - ANB = $< 0^0$

4) Angle SND = 76^0

5) Avion mandibulaire vers SN = ^{320}

6) Avion occlusif vers SN = 14.5^0

Analyse dentaire

1) UI à NA (angle) = ^{220}

2) De l'assurance chômage à l'assurance non-vie (linéaire) = 4mm

3) LI à NB (angle) = ^{250}

4) LI à NB (linéaire)   = 4mm

5) L'angle interincisif   = 1300

6) Ratio d'abandon   = 1:1

   SL   = 51mm

   SE   = 22mm

ANALYSE DU SQUELETTE

L'analyse du squelette consiste à mettre en relation les mâchoires supérieure et inférieure avec le crâne et entre elles. L'analyse dentaire consiste à mettre en relation les incisives supérieures et inférieures avec leurs mâchoires respectives et entre elles. Enfin, l'analyse des tissus mous permet d'évaluer l'équilibre et l'harmonie du profil facial inférieur.

Sur les films céphalométriques latéraux, les points de repère tels que Porion et Orbitale ne sont pas toujours faciles à identifier. En conséquence, Steiner a choisi d'utiliser la base crânienne antérieure (Sella à Nasion), comme ligne de référence à laquelle les mâchoires seraient reliées. L'avantage d'utiliser ces deux points de la ligne médiane est qu'ils ne sont déplacés que de façon minimale lorsque la tête s'écarte de la position réelle du profil. Cela reste vrai même si la tête a tourné dans le céphalostat.

Maxilla :

Il a utilisé l'angle SNA pour relier le maxillaire au crâne. La lecture moyenne du SNA est de 82. Cependant, si la valeur est supérieure à 82, cela indique un positionnement relatif du maxillaire vers l'avant. Inversement, si la valeur est inférieure à 82, cela indiquerait une position relative du maxillaire vers l'arrière ou récessive.

Mandibule :

Pour évaluer si la mandibule est protubérante ou récessive à la base du crâne, on lit l'angle SNB(la moyenne de cet angle est de 80). Un angle inférieur à 80 indique que la mandibule est en retrait. Un angle supérieur à 80 indique une mandibule prognathe.

Relation entre la maxillaire et la mandibule :

La lecture de l'ANB fournit des informations sur les positions relatives des mâchoires les unes par rapport aux autres. L'angle ANB donne une idée générale de la divergence antéro-postérieure du maxillaire par rapport à la base apicale de la mandibule.

La lecture moyenne pour cet angle est de 2. Une lecture supérieure à 2 indique une tendance squelettique de classe II. En règle générale, plus le chiffre est grand, plus l'écart entre les mâchoires antéro-postérieures est important et plus il est généralement difficile de corriger une malocclusion.

Un angle inférieur à 2 et des lectures inférieures à zéro (par exemple, -1, -2, -3) indiquent que la mandibule est située en avant du maxillaire, ce qui suggère une relation squelettique de classe III.

Avion occlusif :

Le plan occlusal passe par la zone de chevauchement des cuspides des premières prémolaires et des premières molaires. L'angle du plan d'occlusion par rapport à S-N est mesuré.

Avion mandibulaire :

Le plan mandibulaire est dessiné entre le Gonion (Go) et le Gnathion (Gn). L'angle du plan mandibulaire est formé en le rapportant à la base crânienne antérieure (S-N). La lecture moyenne pour cet angle est de 32.

Des angles du plan mandibulaire excessivement élevés ou faibles suggèrent des schémas de croissance défavorables chez les individus.

L'ANALYSE DENTAIRE

Position de l'incisive maxillaire :

La lecture de l'incisive supérieure par rapport à N-A en degrés indique la relation angulaire relative des dents de l'incisive supérieure, tandis que la lecture de l'incisive centrale supérieure par rapport à N-A en millimètres fournit des informations sur le positionnement relatif des dents de l'incisive par rapport à la ligne N-A, vers l'avant ou vers l'arrière.

Les incisives centrales supérieures doivent se rapporter à la ligne N-A de telle sorte que le point le plus antérieur de sa couronne se trouve à 4 mm en avant de la ligne N-A et que son inclinaison axiale forme un angle de 22 par rapport à cette ligne.

L'utilisation de paramètres linéaires et angulaires dans l'orientation des incisives fournit des informations, qui portent sur l'emplacement de la dent en avant de la ligne N-A et sur son angulation également.

Position de l'incisive mandibulaire :

L'emplacement antéro-postérieur relatif et l'angulation des incisives inférieures sont déterminés en reliant les dents à la ligne N-B. La mesure de l'incisive inférieure par rapport à la ligne N-B en millimètres indique la position relative de ces dents en avant ou en arrière par rapport à la ligne N-B. La mesure de l'incisive centrale inférieure par rapport à la ligne N-B en degrés indique l'inclinaison axiale relative des dents.

La partie la plus labiale de la couronne des incisives inférieures doit être située 4 mm en avant de la ligne N-B, alors que l'inclinaison axiale de cette dent par rapport à cette ligne doit être de 25.

Angle interincisif :

L'angulation interincisive relie la position relative de l'incisive supérieure à celle de l'incisive inférieure.

Si le chiffre est plus aigu ou inférieur à la moyenne de 131, il faut souvent serrer les dents du haut ou du bas, ou les deux. À l'inverse, si l'angle est supérieur à 130 degrés ou plus obtus, les incisives supérieures et/ou inférieures nécessitent souvent d'avancer vers l'avant ou de corriger l'inclinaison axiale.

Incisive inférieure au menton :

Le degré de proéminence du menton contribue à déterminer le placement des dents dans l'arcade. Idéalement, selon Holdway, la distance entre la surface labiale de l'incisive inférieure et la ligne N-B et la distance du Pogonion à la ligne N-B devrait être égale (c'est-à-dire 4 mm) ; un écart de 2 mm entre ces mesures est acceptable. Un écart de 3 mm est moins souhaitable mais tolérable. Toutefois, si la différence entre ces dimensions dépasse 4 mm, des mesures correctives sont généralement indiquées.

Analyse des tissus mous :

L'analyse des tissus mous comprend une évaluation de l'adaptation des tissus mous au profil osseux en tenant compte de la taille, de la forme et de la posture des lèvres telles que vues sur le film latéral de la tête. Elle prend également en compte l'épaisseur des tissus sur la symphyse et la structure nasale en ce qui concerne le bas du visage.

La **ligne de** référence de **Steiner** pour déterminer l'équilibre des tissus mous du visage :

Selon Steiner, dans les visages bien équilibrés, les lèvres doivent toucher une ligne allant du contour des tissus mous du menton au milieu d'un "S" formé par le bord inférieur du nez.

Les lèvres situées au-delà de cette ligne ont tendance à être protubérantes, auquel cas les dents et/ou les mâchoires nécessitent généralement un traitement orthodontique pour réduire la procombicité. Si les lèvres sont positionnées derrière cette ligne, on considère généralement que le patient possède un profil "concave". La correction orthodontique consiste généralement à faire avancer les dents dans les arcades dentaires pour "construire" les lèvres afin de se rapprocher de la ligne S.

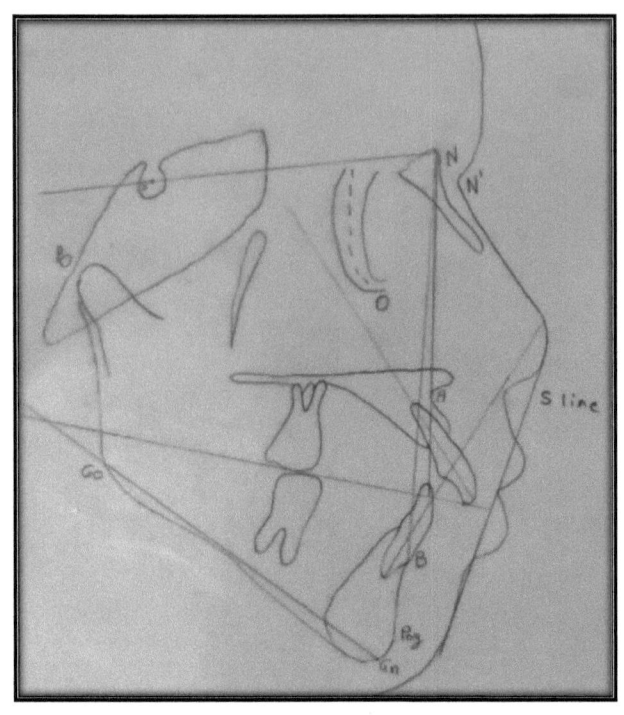

L'UNIVERSITÉ DE MICHINGNA NORMES POUR L'ANALYSE DES BŒUFS38

MALES

AGE EN ANNÉES

MÈTRE PARA	9	10	11	12	13	14	15	16
1. SCN	80,6+ -3.0	80.8 +- 3.1	80.8+ -3.0	81.2+ -3.3	81.2+ -3.4	80.7+ -3.5	80.9+ -3.2	81.4+- 4.4

2. BNS	76.4+- 2.5	76.5+- 2.5	76.5+-2.6	77.3+-2.7	77.3+-.27	77.3+-2.7	77.6+-3.0	78.2+-3.9
3. ANB	4.2 +-1.9	4.3+-2.0	4.3+-1.9	3.9+-2.1	3.7+-2.0	3.4+_2.0	3.3+-2.1	3.2+-2.3
4. Incisive supérieure à NA (mm)	3.7 +-2.1	4.5+-2.2	4.8+-2.3	4.3+-2.3	4.4+-2.7	4.3+-2.8	4.2+-3.0	5.5+-2.7
5. Incisive supérieure à NA (angle)	23.8 +- 4.9	24.2 +- 5.3	24.2+-5.3	23.8+-5.7	22.1+-5.8	21.9+-5.6	22.1+-5.8	23.8+-6.1
6. incisive inférieure à NB (mm)	4.5 +-2.4	5.2+- 2.3	5.4+-2.5	5.2+-2.6	3+-2.8	4.9+-2.8	5.1+-2.7	6.1+-2.9
7. incisive inférieure à NB (angle)	25.8 +-5.9	27.1 +- 5.6	27.0+- 6.0	26.1+-6.0	26.6+-7.2	25.1+-7.1	25.3+-6.5	26.3+-7.3
8. Pogonion à l'avion NB	0.5+-1.3	0.8 +-1.6	1.2+-1.5	1.3+-1.6	1.5+-1.8	1.5+-1.8	2.1+-1.8	2.4+-2.5

9. angle inter incisif	12.6+-9.2	124.6+-8.6	124.9+-9.1	127.1+-9.7	127.6+-10.9	127.6+-10.8	129.2+-10.1	126.6+-10.1
10. plan occlusal vers SN	17.6+-3.3	17.5+-3.2	17.0+-3.8	16.2+-3.7	15.6+-3.8	15.4+-3.9	14.3+-3.8	12.9+-4.1
11. Avion Go-Gn à S-N	34.2+-4.4	34.4+-4.5	34.3+-4.5	33.5+-4.8	32.9+-4.8	32.9+-5.0	32.9+-5.0	32.6+-5.2

NORMES DE L'UNIVERSITÉ DU MICHIGAN POUR L'ANALYSE DES BŒUFS

FEMMES

PARAMÈTRE	9	10	11	12	13	14	15	16

1. SCN	80.5 +-3.2	80.7 +-3.7	81.1 +-3.8	81.4 +-3.6	81.0+-3.8	81.3 +-3.5	81.8+-3.5	81.8 +-3.7
2. BNS	76.5 +-3.4	76.7 +-3.5	77.3 +-3.9	77.7 +-3.4	77.5+-3.9	77.9 +-3.8	78.9+-3/9	79.2 +-.23
3. ANB	4.0+-2.6	4.0+-2.7	3.8+-2.2	3.7+-2.4	3.5+-2.4	2.9+-2.7	2.9+-2.7	2.6+-2.4
4. Incisive supérieure à NA (mm)	3.8+-2.4	3.8+-2.2	3.9+-2.4	4.3+-2.8	4.2+-2.6	4.1+-2.5	3.9+-3.2	3.8+-2.7
5. Incisive supérieure à NA (degrés)	24.8 +-6.0	24.8 +-7.0	24.0 +-6.1	24.2 +-6.5	22.9+_5.4	22.7 +-5.4	21.9+_7.0	21.4 +-6.9
6. Incisive inférieure à NB (mm)	4.2+-2.3	4.4+-2.1	4.5+-2.3	5.0+-2.5	4.6+-2.4	4.7+-2.6	3.9+-2.8	3.4+-3.6
7. Incisive inférieure au NB (degrés)	25.7 +-7.0	25.8 +-6.2	25.3 +-6.0	26.5 +-6.7	25.0+-6.2	25.9 +-7.1	23.3+-6.6	22.4 +-9.6

8. Pogonion à l'avion NB	0.5+-1.6	0.9+-1.1	1.2+-1.2	1.3+-1.5	1.7+-1.3	1.7+-1.6	1.9+-1.4	2.1+-1.6
9. Angle entre les incisives	125.5+-9.7	125.4+-8.9	126.9+-9.1	125.5+-10.0	128.6+-8.4	128.0+-9.5	131.9+-10.3	133.6+-13.0
10. Avion occlusif vers S-N	17.6+-3.1	17.3+-3.5	16.5+-3.6	16.3+-3.3	15.0+-4.0	15.7+-4.0	14.7+-3.8	14.4+-2.5
11. Go-Gn à S-N	35.0+-5.1	35.0+-4.8	34.6+-5.3	34.0+-5.1	34.2+-5.4	33.5+-6.0	32.1+-5.5	31.3+-3.1

Analyse de Steiner pour la population indienne46

Le **Sidhu S.S. en 1970 a** donné les normes indiennes (maharashtriennes). La taille de l'échantillon était de 25 et tous étaient des hommes âgés de 13 à 16 ans.

1) SCN   - 82.7 ± 7.42

2) BNS   - 79.4 ± 7.84

3) ANB   - 3.3 ± 3.64

4) UI à NA   - 25 ± 9.42

5) LI à NB   - 32 ± 7.22

6) SL (mm)   - 53 ± 11.78

7) UI à NA (mm) - 6.7 ± 3.74

8) LI à NB (mm)   - 7.6 ± 2.68

9) FH à SN   - 6 ± 5.86

10) Distance de U6 à NA - 23,3 ± 2,56

11) Distance de L6 à NB - 17,9 ± 2,96

Gamm et Gianelly47 en 1970 ont donné S.D. aux valeurs de l'analyse de **Steiners.**

Paramètres	Moyenne	S.D.
SCN	$80.^{60}$	3.3
BNS	780	3.1
ANB	$2.^{50}$	1.7
SND	$75.^{20}$	2.8
Pg à NB	2,5 mm	1,5 mm
I/I	$125.^{40}$	7.9
OP	17.30	4.1
MP	$32.^{80}$	3.5
UI/NA	5,2 mm	1,2 mm
UI/NA	230	6.1
LI/NB	4,7 mm	1,5 mm
LI/NB	$27.^{50}$	4.5

Comparaison des valeurs de **Steiners** avec la valeur de **Gamm et Gianelly et les normes maharashtriennes** (indien)

Paramètres	Les valeurs de Steiner	Gamm & Gianelly	Les normes maharashtriennes
SCN	82o	80.^{60} ± 3.3	82.$^{70±}$7.42
BNS	80o	78o ± 3.1	79.$^{40±}$7.84
ANB	2o	2.^{50} ± 1.7	3.$^{30±3}$.64
SND	76o	75.^{20} ± 2.8	-
MP	32o	32.^{80} ± 3.5	-
OP	14.^{50}	17.^{30} ± 4.1	-
UI à NA	22o	23° ± 6.1	25$^{o±9}$.42
UI à NA	4mm	5,2 ± 1,2 mm	6,7 ± 3,74 mm
LI à NB	25o	27,$^{50±4}$,5mm	32 ± 7.22
LI à NB	4mm	4,7 ± 1,5 mm	7.6 ± 2.68
I/I	130o	125.$^{40±7}$.9	-
Ratio de congés	1:1	-	-
SL	51mm	-	53 ± 11.78
SE	22mm	-	-

ANALYSE SASSOUNI22 (1955)

Sassouni voulait un système basé sur les relations des structures anatomiques entre elles dans le cadre de la structure des patients individuels. Il a donc développé un système qui utilise une série de portions de cercles en forme d'arcs qui ont un centre commun formé par l'intersection de plusieurs plans anatomiques pour former ce qui est connu sous le nom d'**analyse archiologique de Sassouni**.

Importance- L'analyse des proportions verticales du visage par Sassouni est une partie importante de l'analyse globale d'un patient. Elle permet d'analyser la divergence des plans horizontaux et d'examiner si l'un des plans est clairement disproportionné par rapport aux autres.

Cette analyse est tridimensionnelle et inclut toutes les structures importantes du squelette facial.

Échantillon - 50 enfants avec une occlusion normale

Point O - C'est le centre de la zone focale où convergent les quatre plans horizontaux du visage, c'est-à-dire la base du crâne, le palatin, l'occlusal et le mandibulaire.

Avions

Dessinez un plan parallèle au plan supra-orbital tangent à Si. Quatre plans convergent vers la zone focale appelée centre ou point O. Généralement, 3 des 4 plans se rencontrent, tandis que le quatrième est divergent. Ceci montre le plan qui n'est pas intégré dans l'équilibre facial. Parfois, seuls deux plans se rencontrent au même point ; deux autres sont parallèles ou se rencontrent devant ou au-delà du point O. Dans ces cas, la jonction des plans de la base crânienne et de la mandibule doit être considérée comme le centre O.

Arcs - de O au centre, dessiner des arcs de N, ANS, A, Te & Sp.

Normes

1. Avions - Quatre **avions** convergent vers un centre focal O.

2. Angles du visage - L'angle entre le plan de la base crânienne et le plan palatin est égal à l'angle palato-mandibulaire.

3. Arcs -

    a. L'arc - de N doit passer par ANS, pointe de l'UI, pogonion. Si toute la face inférieure est antérieure ou postérieure à l'arc de N, tirez une seconde sont de ANS vers le bas. L'arc doit passer par la pointe de l'index et le pogonion.

    b. L'arc du point A vers le bas doit passer par le point B.

    c. L'arc de Sp (Dorsam Sella) devrait passer par le gonion.

    d. L'arc de Te (Temporale) doit être tangent au contour mésial de U6.

Proportions verticales

    1) Proportions verticales antérieures

Placer le point de la boussole sur l'ANS et ouvrir la boussole à la supraorbitale, puis transférer cette dimension en faisant tourner la boussole jusqu'à ce qu'elle croise l'arc antérieur au menton. La distance entre le SNA et la supraorbitale doit être égale à celle entre le SNA et moi.

    2) Poster des proportions verticales

De PNS à la base crânienne, puis de PNS à Go. Les deux distances doivent être égales.

Évaluation antéro-postérieure du profil

Dans le profil normal, ANS, IS et Pog doivent être situés sur l'arc antérieur.

Si ANS et Pog sont tous deux postérieurs à l'arc antérieur, alors le profil est rétroarchial, ce qui est essentiellement normal. Cette situation peut être due au fait que la nasion est très antérieure.

Si l'ANS est sur l'arc antérieur et que Pog ne l'est pas, il y a deux possibilités.

1. Pog est antérieur à l'arc

2. Pog est un poteau à l'arc

Si Pog est sur l'arc antérieur et que ANS ne l'est pas, il y a également deux possibilités

1. L'ANS est antérieur à l'arc

2. L'ANS est postérieure à l'arc

Toute combinaison de protrusion maxillaire et/ou de rétraction mandibulaire appelée classe squelettique II.

Toute combinaison de rétraction maxillaire et/ou de protrusion mandibulaire appelée classe squelettique II.

Taille du corpus de la mandibule

Il Go situé sur l'arc postérieur et Pog est sur l'arc antérieur alors la longueur du corps est égale à la base crânienne (Sp à N). Ceci est pour l'âge de 12 ans.

Avant 12 ans, le corpus mandibulaire est petit et après 12 ans, il est plus grand que la base du crâne.

Équilibre vertical

Les hauteurs antérieures du visage supérieur et inférieur doivent être égales. Les hauteurs postérieures des faces supérieure et inférieure doivent être égales.

ANS à la base crânienne = ANS au plan mandibulaire et

PNS à la base crânienne = ANS au plan mandibulaire

La pointe de l'assurance-chômage est située à mi-chemin entre ANS et Pog. La pointe de LI est située à mi-chemin entre A et B.

Interprétation

Cas de morsure profonde du squelette

- Les 4 plans osseux de la face ne sont pas raides l'un par rapport à l'autre et le centre O est éloigné du profil.
- L'angle de la base crânienne (angle supra-orbitaire à clivé) est faible.
- Les incisives supérieures et inférieures ont un axe long presque parallèle et sont extrudées verticalement alors que les molaires sont intrudées.
- La hauteur totale du poteau est presque égale à la hauteur antérieure du visage

Affaires de squelette à morsure ouverte

- 4 plans osseux sont raides l'un par rapport à l'autre, ce qui rapproche le centre O du profil.

- L'angle de la base crânienne et l'angle goniale sont obtus. PFH est la moitié de l'AFH.

Affaires squelettiques de classe II

- Grand angle de la base crânienne, petit angle goniale avec ramus court.
- Le palais est incliné vers le bas et vers l'arrière

Affaires squelettiques de classe III

- Petit angle de la base du crâne
- Le grand angle goniale et le palais est incliné vers le haut au PNS et vers le bas au ANS.

SASSOUNI PLUS48

Après la mort de **Sassouni en 1983**, un nouveau champion de l'analyse des archives, le **Dr Richard Beistle,** est né pour poursuivre le travail d'enseignement et de promotion de cette grande analyse.

Beistle représente 11 points, désormais appelé **Sassouni** plus.

Les huit premiers éléments sont issus du **Sassouni** original, les trois derniers qui forment la forme plus de l'analyse sont ajoutés par Beistle.

1. Alignement de l'AP squelettique
2. Dimension verticale du squelette
3. Position de l'incisive maxillaire
4. Longueur maximale de l'AP
5. Position AP maximale
6. Poste de 6 ans maximum
7. Longueur mandibulaire AP
8. Position mandibulaire AP
9. Position des incisives mandibulaires
10. Indicateur de direction de la croissance
11. Angle de la lèvre supérieure

1. Longueur du squelette AP

Son ANS et son Pog ont tous deux un profil d'arc postérieur à antérieur rétro-archial.

Elle peut être due à

- N aussi pour antérieur
- Toute la face inférieure est trop éloignée vers l'arrière.
- Combinaison des deux.

Si ANS à Pog à la fois antérieur à un profil d'arc antérieur considéré comme pré-archique.

Elle peut être due à

- N positionné trop loin en arrière
- Tout le bas du visage trop loin vers l'avant
- Combinaison des deux.

Le point A et le point B se trouvent idéalement sur l'arc basal.

2) Dimension verticale du squelette

A l'âge de 4 ans AUFH = ALFH

A l'âge de 12 ans, ALFH est plus de 6mm et

À l'âge adulte, l'ALFH est plus de 10 mm

3) Position de l'incisive maxillaire

La pointe de l'UI doit se trouver sur l'arc antérieur ou dans une fourchette de 0 à 3 mm en avant de l'arc antérieur.

4) Longueur maximale du PA

Lâcher cribriforme perpendiculaire sur PNS

Si le SNP est sur la perpendiculaire cribriforme et le SNA sur l'arc antérieur, alors le maxillaire est normal.

5) Position AP maximale

Si le SNA et le SNP sont tous deux à l'arrière de l'arc antérieur et perpendiculaires au cribriforme de la même quantité - le maxillaire est rétracté.

Si ANS et PNS se trouvent en avant de la ligne de référence respective - le maxillaire est dépassé.

6) Position U6

La surface mésiale doit être tangente à l'arc facial médian.

7) Longueur de la PA mandibulaire

Mesuré à partir de l'arc antérieur et postérieur à Go et Pog.

8) Position mandibulaire AP

Si Go et Pog se déplacent en sens inverse, une mandibule anormalement grande ou une mandibule anormalement petite est indiquée.

9) Position du LI

L'angle de l'IMPA est de 950 $^{50}\pm$.

10) Indicateur de direction de la croissance

Beistle divise l'angle goniale et utilise les parties supérieure et inférieure de celui-ci pour évaluer la direction de la croissance.

La position supérieure de l'angle goniale fendue représente l'inclinaison de la branche. La partie inférieure de l'angle représente l'inclinaison du corps du corpus mandibulaire.

Total angle gonial 120-1320

Gonial supérieur = 52-550

Gonial inférieur =70-750

Si l'angle goniale supérieur est grand et que l'angle inférieur est petit, cela indique un modèle de croissance horizontal fort.

Si l'angle goniale supérieur est petit et que l'angle inférieur est grand, cela indique un fort développement vers le bas et vers l'arrière.

11) Angle de la lèvre supérieure

Construit en traçant une ligne tangente à l'extrémité la plus antérieure de la lèvre supérieure, c'est-à-dire les tissus mous sous-nasaux, et en la prolongeant vers le haut pour couper le plan optique, qui est parallèle à la FH.

L'angle est mesuré à l'intersection inférieure et postérieure

Si $90°$ ou moins   Retraité

     91-99°   Appartement

     100-115°⁻   Normal

     116 ou plus   En saillie

ANALYSE McNAMARAS1, 49

Décrite par **James A. Mc Namara Jr**. comme une méthode permettant de relier les dents aux dents, les dents aux mâchoires, chaque mâchoire aux autres et les mâchoires à la base du crâne. Certains des paramètres sont librement empruntés à l'analyse de Ricketts, à l'analyse de Harvold et à celle de Wood side. Il s'agit d'une analyse multi-normative dans laquelle des valeurs différentes pour chaque paramètre sont exprimées pour différents groupes d'âge et pour les deux sexes.

Importance - L'analyse de McNamara repose principalement sur les mesures linéaires plutôt que sur les angles, ce qui facilite la planification du traitement. Cette analyse est plus sensible aux changements adoptifs verticaux et horizontaux du schéma de croissance. Cette analyse fournit des lignes directrices concernant les incréments de croissance qui se produisent normalement et qui sont dérivés des normes de Bolton.

ANALYSE

Échantillon - 277 enfants âgés de 8 à 10 ans atteints de malocclusion de classe II ont été sélectionnés.

Longueur effective du maxillaire - Condylion au point A

Longueur mandibulaire effective - Condylion à Gn

Hauteur du visage inférieur - ANS to Me

Mesures

a) **Relation entre le maxillaire et la base du crâne** - Déterminer en mesurant la distance du point A à la perpendiculaire de Nasion.

b) **Relation entre la mandibule et la base du crâne** - Déterminée en mesurant la distance entre Pog et Nasion perpendiculairement.

Âge	Point A-NP	Pog - NP
9 ans	0mm	de -8mm à -6mm
Adulte	1mm devant	-2 à +2mm

c) Relation entre la hauteur maxillaire et mandibulaire

	9 ans	Homme adulte	Femme adulte
Longueur maxillaire effective -	85 mm	100 mm	94 mm
Longueur mandibulaire effective -	105 mm	130 mm	120 mm
LFH -	60mm	70mm	66mm

d) Angle du plan mandibulaire

FH à emporter - M = ^{230}

Angle faible du plan mandibulaire - Hauteur suffisante de la branche

Angle élevé du plan mandibulaire - Hauteur verticale courte

e) Relation entre les incisives supérieures et le maxillaire

Position horizontale

Distance entre le point A perpendiculaire à la surface faciale des incisives supérieures = 4 mm

Position verticale

Le bord incisif des incisives supérieures se trouve à 2 ou 3 mm sous la lèvre supérieure au repos.

f) Relier l'incisive inférieure à la mandibule

Position horizontale

>Distance entre la ligne A-Pog et la surface faciale de l'incisive inférieure = 2 mm

Position verticale

>La position verticale des incisives inférieures est évaluée sur la base de la hauteur faciale antérieure existante.

Relier le maxillaire (face moyenne) à la base du crâne. (Nasion perpendiculaire au point A)

Le plan horizontal de Francfort est décrit à l'aide d'un porion anatomique. Une ligne verticale perpendiculaire au plan de FH passant par nasion est tracée. C'est ce qu'on appelle la perpendiculaire de Nasion. La distance horizontale entre la perpendiculaire construite et le point A est mesurée. Cette distance dans le cas de la dentition mixte = O mm, Femmes adultes = 1 mm, Hommes adultes = 1 mm.

Le point "A" est situé à moins de 2 mm devant ou derrière cette ligne. Dans les visages idéalement équilibrés, le point "A" se trouve à la perpendiculaire chez un enfant de 9 ans et à 1 mm en avant de cette ligne chez les adultes.

Des études longitudinales de la croissance cranio-faciale d'individus non traités montrent que la nasion et le point A avancent à peu près au même rythme pendant la période de croissance. Par conséquent, l'angle SNA ou Basion - Nasion - A restera relativement constant.

Exceptions

La perpendiculaire de Nasion est généralement, mais pas toujours, une ligne d'orientation fiable pour déterminer la position du maxillaire.

Variabilité perpendiculaire de la navette :

Malocclusion de classe III dans laquelle il existe une courte base crânienne antérieure. Dans ce cas, la position arrière de Nasion entraîne la construction d'une nasion perpendiculaire erronée. Ce qui donne l'impression que le maxillaire, la mandibule sont positionnés excessivement en avant.

Variabilité du point A

Lorsqu'il y a un basculement lingual excessif de la couronne de l'incisive supérieure, comme dans la classe II, malocclusion de division 2. Dans ce cas, la position du point A sera déplacée labialement par le basculement labial de la racine. Dans ce cas, un ajustement de 1 ou 2 mm peut être effectué pour refléter plus précisément la position du maxillaire par rapport à la perpendiculaire de nasion.

EN METTANT EN RELATION LA MANDIBULE ET LE MAXILLAIRE (FACE MOYENNE) :

Longueur effective du maxillaire (du milieu du visage) :

Déterminé en mesurant une ligne allant du Condylion (le point le plus postérieur du contour du condyle) au point A.

Longueur mandibulaire effective :

Dérivé en construisant une ligne de Condylion au Gnathion anatomique (l'aspect le plus antéro-inférieur de la symphyse mandibulaire).

Il existe une relation géométrique entre la longueur effective du maxillaire et celle de la mandibule. Toute longueur effective donnée du maxillaire correspond à une longueur effective donnée de la mandibule. Les normes ne sont pas directement liées à l'âge ou au sexe du sujet. Behrents et

Mc. Namara ont corrélé cette relation entre le maxillaire et la mandibule à partir des normes céphalométriques dérivées du groupe d'étude de Bolton.

Différentiel maxillo-mandibulaire :

Elle est déterminée en soustrayant la longueur effective des maxillaires de la longueur effective des mandibules.

Une fois la taille du maxillaire connue, la taille de la mandibule peut être corrélée. Par exemple, la longueur effective du maxillaire d'une femme adulte est de 94 mm pour laquelle la taille correspondante de la mandibule est de 120 mm avec une différence maxillomandibulaire de 26 mm.

Dimension verticale :

La hauteur inférieure du visage est mesurée de la colonne nasale antérieure au menton. Cette mesure linéaire augmente avec l'âge et est corrélée à la longueur effective du maxillaire.

La relation entre les mâchoires supérieure et inférieure dépend dans une large mesure de la hauteur inférieure du visage. La hauteur supérieure du visage n'est pas prise en compte dans cette analyse, à moins qu'il n'y ait une anomalie extrême.

Si l'on augmente la hauteur antérieure du visage, l'autorotation de la mandibule donnera l'impression qu'elle est plus rétrognathique. Si la hauteur faciale antérieure inférieure est réduite, la mandibule semblera plus prognathe. Chez une personne en croissance, une augmentation de la hauteur faciale antérieure inférieure camouflera une augmentation similaire de la longueur mandibulaire, ce qui peut donner l'impression que le menton est dans la même relation antéro-postérieure par rapport aux structures de la base du crâne. Une augmentation ou une diminution de la hauteur faciale inférieure peut avoir un effet profond sur la relation horizontale du maxillaire et de la mandibule. En tant que guide clinique, chaque millimètre de changement dans la dimension verticale entraîne un millimètre de changement dans la dimension horizontale.

Angle du plan mandibulaire -

L'angle entre le plan anatomique de Francfort et le plan mandibulaire (Gonion menton).

Angle de l'axe facial (de Ricketts)-

Est déterminée en construisant une ligne du Basion à Nasion, qui représente la base crânienne, puis une deuxième ligne (axe facial) est construite à partir de l'aspect postérieur de la fissure ptérygomaxillaire (PTM) pour construire le Gnathion.

Dans un visage équilibré, on s'attend à une relation perpendiculaire entre la ligne du Basion Nasion et l'axe du visage. L'angle mesuré est Basion - PTM - Gnathion donne la quantité de déviation.

Un développement vertical excessif est indiqué par des valeurs négatives (valeurs inférieures à 90) et un développement vertical déficient du visage est indiqué par des valeurs positives (valeurs supérieures à 90).

<u>RELIANT LA MANDIBULE À LA BASE DU CRÂNE :</u>

Nasion perpendiculaire et Pogonion

Déterminé en mesurant la distance entre le Pogonion et la perpendiculaire de Nasion. Des valeurs négatives plus élevées indiquent une mandibule rétrognathique, tandis que des valeurs positives plus élevées indiquent une mandibule prognathique.

Chez un enfant de 9 ans au visage équilibré, le pogonion se trouve - 8 mm à -6 mm en arrière de la nasion perpendiculaire. Chez l'adulte, il est généralement de 0 + 2 par rapport à la perpendiculaire de nasion.

EN RELIANT L'INCISIVE SUPÉRIEURE AU MAXILLAIRE :

Position antéro-postérieure

La position de l'incisive supérieure peut être localisée en utilisant des mesures qui mettent en relation la partie dentaire du maxillaire avec celle de la partie squelettique du maxillaire. Pour ce faire, on trace une ligne verticale passant par le point A parallèlement à la perpendiculaire de Nasion. La distance entre ce point A construit perpendiculairement à la surface faciale de l'incisive supérieure est mesurée. Elle doit être de 4 mm.

Position verticale :

La position verticale est mieux déterminée par l'examen clinique, bien que les films de la tête pris avec les lèvres au repos puissent être utiles. Le bord incisif de l'incisive supérieure se trouve à 2 ou 3 mm sous la lèvre supérieure au repos.

L'interprétation de la signification de cette mesure peut faire l'objet de quelques ajustements en fonction de l'état fonctionnel de la musculature de la lèvre et de l'inclinaison axiale de la dent avant le traitement. La surocclusion avant traitement est d'abord évaluée en mettant en relation la pointe incisive avec le plan d'occlusion fonctionnel.

EN RELIANT L'INCISIVE INFÉRIEURE À LA MANDIBULE :

Position antéro-postérieure -

Mesure de la distance horizontale entre la surface faciale de l'incisive inférieure et la ligne du pogonion A. L'incisive inférieure par rapport à la ligne

A-Pog peut être déterminée en utilisant la version traditionnelle des Ricketts ou la version modifiée des Ricketts - elle se trouve généralement 1 à 2 mm en avant de la ligne A-Pog.

Position verticale de l'incisive inférieure -

Il est évalué sur la base de la hauteur faciale antérieure inférieure existante. En cas de courbure excessive de l'espace, il faut décider s'il faut faire intrusion dans l'incisive inférieure ou laisser la molaire inférieure faire éruption. Le facteur déterminant est la hauteur faciale antérieure inférieure par rapport à la longueur effective du maxillaire. Si la hauteur faciale antérieure inférieure existante est soit excessive soit normale, l'incisive inférieure est envahie.

Si la hauteur antérieure du visage est insuffisante et que l'incisive inférieure est extrudée, une éruption supplémentaire de la molaire est souhaitée.

ANALYSE DE LA VOIE AÉRIENNE

Deux mesures sont utilisées pour examiner la possibilité d'une déficience des voies respiratoires.

Haut du pharynx

La largeur du haut du pharynx est mesurée à partir d'un point situé sur le contour postérieur du palais mou jusqu'au point le plus proche de la paroi pharyngée postérieure. Cette mesure est prise sur la moitié antérieure du contour du voile du palais, car la zone immédiatement adjacente à la partie postérieure du nez est essentielle pour déterminer la perméabilité des voies respiratoires supérieures. Un diagnostic définitif ne peut être établi que par un otorhinologue.

L'obstruction apparente des voies respiratoires est indiquée par une ouverture de 5 mm ou moins dans la partie supérieure du pharynx ; la mesure n'est utilisée que comme indicateur d'une éventuelle déficience des voies respiratoires. Valeur normale (adultes) = 17,4 mm.

Détermination d'une éventuelle obstruction des voies aériennes supérieures chez un patient ayant une masse adénoïdale excessive. La distance entre la face postérieure du palais mou et le point le plus proche de la paroi pharyngée postérieure est de 2 mm. La mesure des voies aériennes inférieures est dans les limites normales (12 mm). Notez que ce patient présente un angle du plan mandibulaire raide et un angle de l'axe facial négatif.

Patient présentant une hypertrophie des amygdales et une position de la langue vers l'avant - La distance entre l'intersection du contour postérieur de la langue et du bord inférieur de la mandibule et le point le plus proche de la paroi pharyngée postérieure est de 22 mm. La mesure des voies aériennes supérieures de 12 mm est dans les limites normales. Ce patient présente un angle positif de l'axe facial et un angle du plan mandibulaire relativement normal.

Valeurs squelettiques dérivées des normes de Bolton (N = 16 pour chaque sexe à chaque âge, élargissement standardisé)

	6 ans		9 ans		12 ans		14 ans		16 ans		18 ans	
Femme	X	SD	X	SD	X	SD	X	SD	X	SD	X	SD
Longueur mandibulaire (Co-Gn)	97.7	3.4	106.1	3.4	113.1	3,6	118.9	5.0	120.0	3.4	121.6	4.5
Longueur médiane du visage (Point A)	79.8	2.2	85.0	2.3	89.6	2.4	92.1	2.7	92.7	2.3	93.6	3.2
maxillomandibulaire différentiel	17.9	8.1	21.0	2.7	23.4	3.0	26.7	4.1	27.3	3.0	28.0	3.2

	X	SD	X	SD	X	SD	X	SD	X	SD	X	SD
hauteur faciale antérieure inférieure	57.9	3.7	60.0	2.9	62.6	4.5	65.6	4.9	66.1	4.3	67.2	4.7

	X	SD	X	SD	X	SD	X	SD	X	SD	X	SD
Homme												
Longueur mandibulaire (Co-Gn)	99.3	3.6	107.7	3.8	114.4	4.3	120.6	4.3	126.8	4.7	131.0	4.6
Longueur médiane du visage (Co - point A)	81.7	3.4	87.7	4.1	92.1	4.1	95.2	3.2	98.9	4.4	100.9	3.9
maxillomandibulaire différentiel	17.5	2.2	20.0	2.6	22.2	3.1	25.3	3.5	27.9	3.3	30.0	3.9
antérieur inférieur		3.1		3.6	64.3	3.6		3.9		4.3		4.9

| hauteur du visage | 58.4 | | 61.1 | | | 66.8 | | 69.7 | | 71.6 | |

Bas du pharynx

La largeur inférieure du pharynx est mesurée à partir de l'intersection du bord postérieur de la langue et du bord inférieur de la mandibule jusqu'au point le plus proche de la paroi pharyngienne postérieure. Moyenne = 10 -12 mm.

Il est rare de voir une obstruction de la partie inférieure du pharynx en raison de la position de la langue contre le pharynx.

Une largeur inférieure du pharynx supérieure à 15 mm, suggère un positionnement antérieur de la langue, soit par suite d'une posture habituelle, soit par suite d'un élargissement des amygdales. La détermination de la position de la langue est importante dans le diagnostic de certaines conditions cliniques telles que le prognathisme mandibulaire, l'occlusion croisée dentoalvéolaire antérieure, la protrusion bidentale des dents.

Ces conditions cliniques peuvent être associées à une langue en avant positionnée ou à des amygdales élargies.

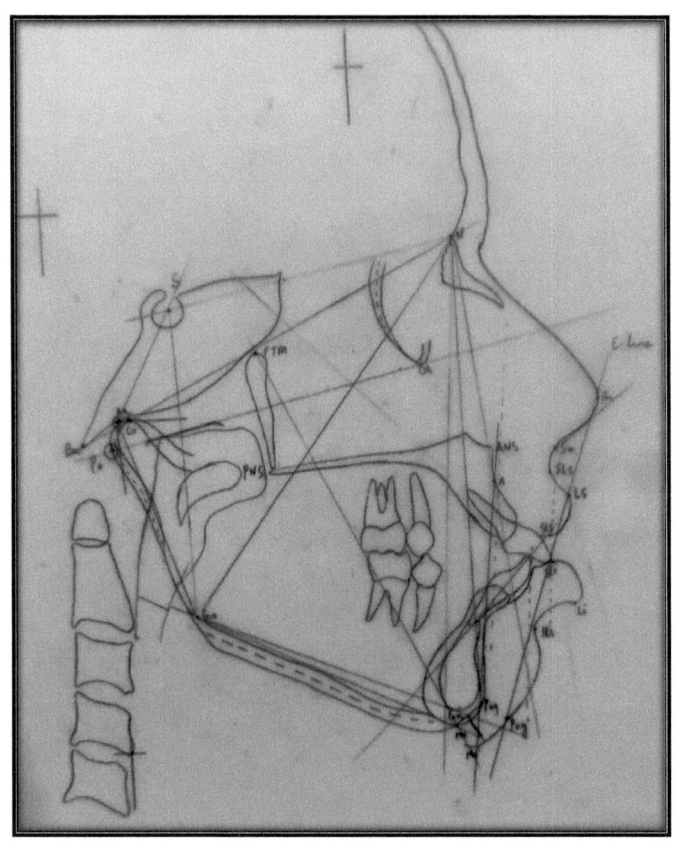

ANALYSE DES RICKETTS5

INTRODUCTION :

L'analyse du rachitisme a progressé grâce à une série de modifications et présente maintenant une évaluation détaillée de la morphologie cranio-faciale et dentaire. Elle a été adaptée à un service de diagnostic et de prévision des traitements par ordinateur.

Importance - L'analyse de Ricketts est utile pour estimer les relations, verticales et horizontales, des mâchoires avec la base du crâne et entre elles, ainsi que les relations des dents avec leur os de soutien.

Le premier ensemble de normes a été décrit par Ricketts en 1961. Depuis lors, Ricketts a élargi sa procédure d'analyse et dispose actuellement de normes pour 51 mesures de leurs céphalogrammes latéraux et 49 des céphalogrammes P.A. Ces valeurs sont utilisées à la fois dans sa projection de traitement à court terme et dans ses prévisions de croissance à long terme.

Dans cette analyse, la valeur moyenne est donnée à celles qui changent avec la croissance et à celles qui restent stables.

Points

Pt - Situé à la limite inférieure du foramen rotundum.

CC - Intersection de l'axe facial et de l'axe crânien, c'est-à-dire de N à Ba.

Xi - Centroïde de ramus

Pm - Protrubrance menti entre le point B et Pog.

Variables	**normes**	**Pour 9 ans + âge ajuster**
1) Axe facial	$90^0 \pm 3$	Pas d'ajustement
2) Angle du visage	$87^0 \pm 3$	+1^0 Tous les 3 ans
3) Plan mandibulaire	$26^0 \pm$ -	1^0 tous les 3 ans
4) Hauteur faciale inférieure	$47^0 \pm$	Pas d'ajustement
5) Plan palatin vers PH	0^0 (1-2 ^{0}	
6) Convexité du point A	2 2mm±	-1 mm tous les 3 ans
7) LI à Apog	1mm ±	Pas d'ajustement
8) U6 à Ptv	Augmentation de l'âge de ±3 ans 1mm/an jusqu'à l'échéance	
9) Interincisif	122^0 $^{50}\pm$	

10) Lèvre inférieure à la ligne E   -2 2mm±   Moins saillante avec la croissance

Interprétation

1. Axe facial

Indiquez que le menton est en haut et en avant ou en bas et en arrière.

2. Angle du visage

Indiquez le prognathisme ou le rétrognathisme mandibulaire.

3. Angle du plan mandibulaire

Angle faible du plan mandibulaire - Hauteur suffisante de la branche

Angle élevé du plan mandibulaire - Hauteur verticale courte de la branche

4. Avion palatin vers FH

Indiquer la position du plancher nasal et c'est un objectif dans le traitement orthodontique d'amener le plan palatin parallèle au plan FH.

5. La convexité maximale ou convexité du point A

Aide à localiser la position du maxillaire par rapport à la base du crâne et elle peut changer avec l'âge et avec la croissance mandibulaire.

6. Hauteur des prothèses

Angle réalisé en reliant les points ANS, Xi et Pm. Son efficacité représente les hauteurs des prothèses ou la hauteur inférieure du visage ou la relation verticale entre le maxillaire et le menton.

7. LI à la ligne A Pog

Aide à évaluer la position des incisives inférieures par rapport au squelette existant.

8. Molaire supérieure à PTV

C'est l'indicateur de la position supérieure de la prothèse dans l'arcade antéro-postérieure.

9. Angle interincisif

Aide à évaluer le degré de proclination ou de rétroclination des incisives maxillaires et mandibulaires.

10. Lèvre inférieure et ligne E

Protrusion ou rétraction de la lèvre inférieure.

Le menton dans l'espace :

Pour l'application clinique, les informations initiales les plus importantes concernent l'emplacement du menton. Trois facteurs contribuent à cette information. L'un est lié au Basion - Nasion et deux d'entre eux sont liés au véritable plan FH basé sur l'emplacement du véritable porion plutôt que sur la tige de l'oreille.

Angle de l'axe facial (angle de l'axe XY)

La ligne Basion - Nasion est appelée l'axe crânien, PT à Gnathion est appelé l'axe facial. Le point d'intersection entre ces lignes est appelé CC (centre crânien). L'angle d'intersection est appelé l'angle de l'axe facial. Il indique la direction du développement du visage.

En moyenne, cet angle est de 90 + - 3 degrés. Un angle inférieur suggère un menton rétro-positionné et un visage long. Un angle supérieur à un angle droit suggère un menton proéminent ou en croissance vers l'avant.

Une différence de 7 degrés représente près de 2 mm de hauteur relativement plus grande que la profondeur. Les valeurs inférieures à 90 degrés tendent vers une plus grande longueur de la forme du visage par rapport à la profondeur.

Les cas présentant un angle de 6 à 10 degrés présentent des caractéristiques de croissance favorables et l'angle supérieur à 10-12 degrés suggère une morsure fermée.

Angle facial (profondeur)

L'angle entre le plan facial (N-Pog) et l'horizontale de Francfort. Cet angle donne des indications sur la position horizontale du menton et indique le prognathisme mandibulaire. Il permet également de savoir si un schéma squelettique de classe II ou III est dû à la position de la mandibule.

En moyenne, cet angle est de 87 (à 9 ans) et augmente au rythme de 1 tous les 3 ans. Chez les adultes, cet angle est d'environ 90.

Un angle facial de près de 80 degrés ou moins suggère une faiblesse du menton et un mauvais pronostic de croissance. Un angle facial de 90 degrés ou plus suggère un meilleur pronostic. Ainsi, l'angle facial fournit une estimation plus critique de la position du menton que celle obtenue par l'inspection visuelle.

Plan mandibulaire

Le plan mandibulaire entre le gonion construit et le menton est mesuré par rapport à un angle par rapport à la FH. Il indique la hauteur proportionnelle de la rampe.

En moyenne, cet angle est de 26 à 9 ans et diminue d'environ 1 tous les 3 ans.

Un plan mandibulaire haut et raide implique qu'une morsure ouverte peut être due à la morphologie squelettique de la mandibule. Un angle faible du plan mandibulaire suggère le contraire (c'est-à-dire une morsure profonde).

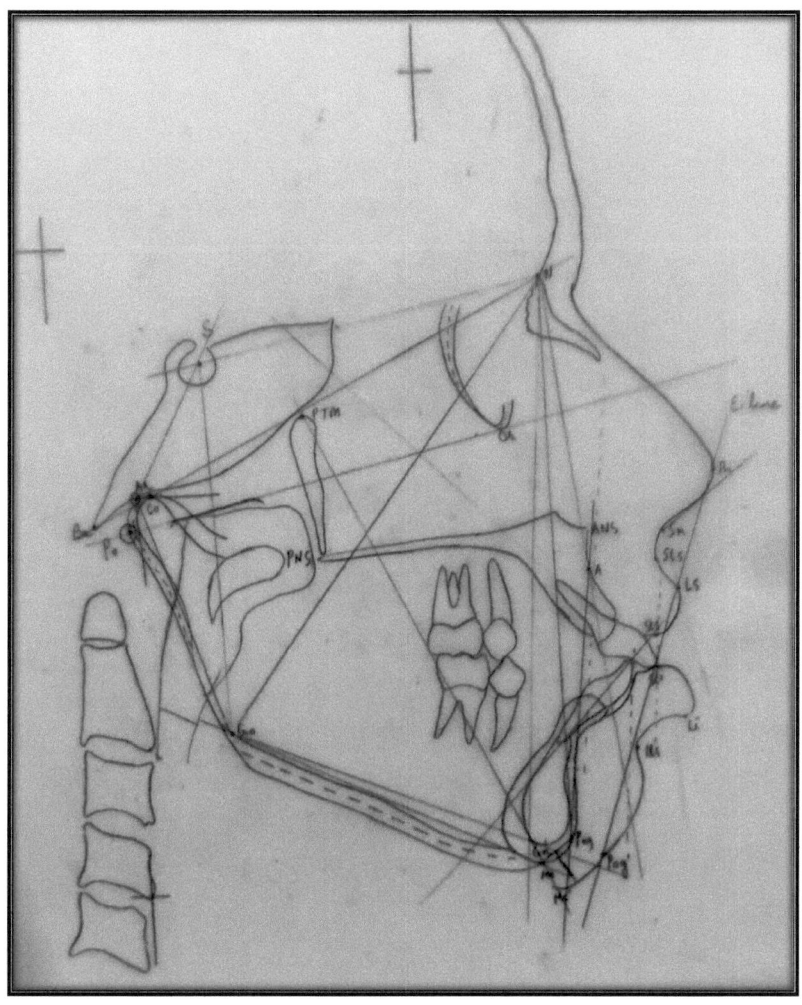

ÉVALUATION DE L'INTELLIGENCE28 (1975)

L' évaluation de la disharmonie des mâchoires donnée par **Jacobson** est une mesure de la mesure dans laquelle les mâchoires sont reliées entre elles de façon antéro-postérieure. Comme une mesure de la base crânienne ne fournit pas nécessairement, sont susceptibles expression de la relation A-P Mâchoires dans le complexe dento-facial.

Importance - **L'**évaluation de Wits donne l'ampleur d'un écart dans la direction de la classe II qui peut être estimée par le nombre de millimètres que la projection du point A a devant la projection du point B, et vice versa pour la classe III.

Le plan de référence commun aux deux prothèses est celui de l'occlusion, c'est pourquoi les effets de la rotation de la mâchoire n'affectent pas l'évaluation globale de la mâchoire.

Un échantillon de 46 adultes présentant une excellente occlusion a été prélevé. (21 M & 25F)

Construction - Dessiner perpendiculairement à partir des points A et B sur le maxillaire et la mandibule sur le plan occlusal.

Les points de contact de la perpendiculaire sur le plan d'occlusion sont appelés AO et BO respectivement.

L'intelligence de la lecture

Hommes - 1 mm

Femmes mm

Plus la lecture de l'esprit s'écarte de -1 mm chez les hommes et de 0 mm chez les femmes, plus la dysharmonie horizontale de la mâchoire est importante

Si AO devance BO, alors l'évaluation sera positive

Classe II - Lecture positive

Classe III - Lecture négative

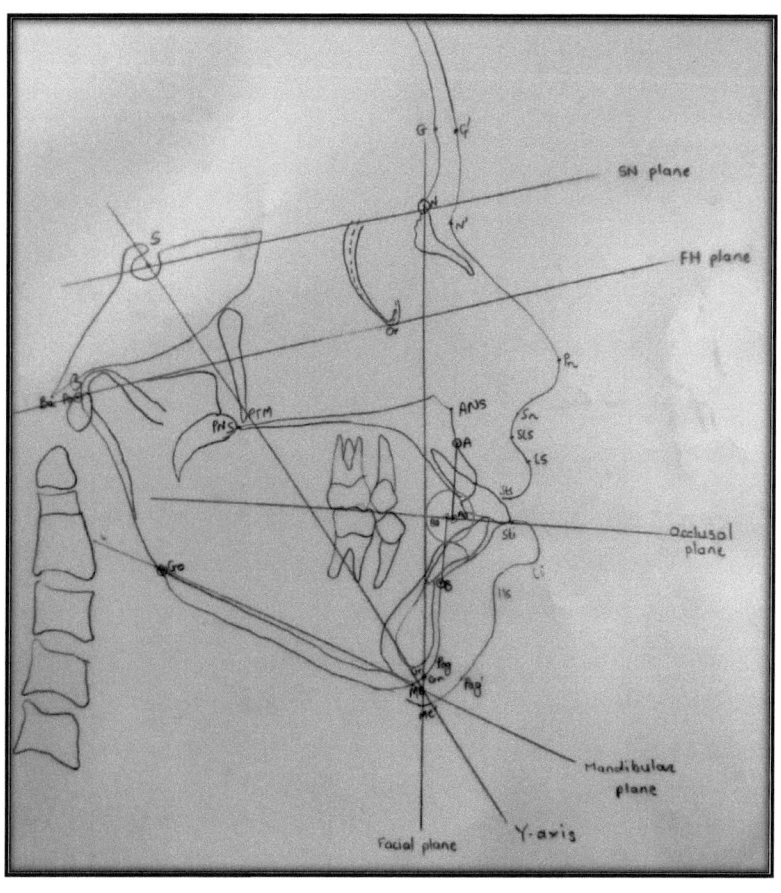

CÉPHALOMÉTRIE EN DENTITION PRIMAIRE ET MIXTE

Dans le domaine de la dentisterie pédiatrique, la comparaison et l'analyse des valeurs des céphalogrammes des enfants sont importantes pour l'évaluation de la croissance et du développement et sont essentielles pour évaluer la forme craniofaciale et le schéma de croissance en vue d'un diagnostic précoce de la malocclusion. Pour cela, les valeurs des normes céphalométriques sont importantes, mais il n'existe pas beaucoup d'études sur la dentition primaire.

Les valeurs de référence pour les enfants de 4 à 6 ans doivent être strictement limitées à cette tranche d'âge ; elles doivent également être séparées par sexe et par race50-53

En examinant la littérature, il apparaît clairement que très peu d'études céphalométriques sont disponibles pour cette tranche d'âge

En 1981, Bishara54 a mis au point cinq valeurs de référence céphalométriques à des fins de diagnostic qui étaient spécifiques à l'âge et au sexe. Il a nuancé ses conclusions en déclarant que les valeurs moyennes statistiques ne pouvaient pas être considérées comme des valeurs de référence et qu'elles se rapportaient donc à des tranches d'âge entières plutôt qu'à des âges spécifiques. Cette déclaration a détourné son objectif d'établir des valeurs de référence liées à l'âge

En 1992, Leslie G. Farkas et al55 ont mené une étude transversale dans laquelle la croissance et le développement craniofacial de 1 537 jeunes nord-américains de race blanche âgés de 1 à 18 ans ont été examinés par anthropométrie afin d'obtenir des valeurs moyennes pour les processus liés à la croissance. L'objectif de leur étude était d'établir des valeurs de référence pour les enfants de 1 à 5 ans concernant les stades de développement craniofacial, et de prédire les schémas de croissance dans les différentes régions de la tête. Ils ont également déterminé l'ampleur des processus liés à la croissance avant l'âge de 5 ans et défini les âges moyens auxquels la croissance maximale dans les différentes régions a été atteinte (et où la croissance s'est achevée). Leslie G. Farkas et al. ont conclu que les processus liés à la croissance de la tête sont prévisibles.

Thilander et al53 sont d'autres auteurs qui ont identifié des valeurs de référence pour les patients âgés de 5 à 31 ans sur la base d'études longitudinales. Il a conclu qu'il y avait de grandes différences entre les sexes, les groupes d'âge et les groupes ethniques, et que la demande d'études sur la croissance était encore élevée, en particulier dans la population jeune. Toutefois, il a également souligné que les examens radiologiques annuels ne peuvent plus être effectués de nos jours chez les enfants sans problèmes orthodontiques pour des raisons éthiques. Une autre étude céphalométrique était donc hors de question.

Selon une étude réalisée par Moon-Sun Suh56 en 2005 pour comparer les valeurs des normes passées d'occlusion normale dans la dentition primaire avec les normes actuelles, les enfants d'âge préscolaire, 4-5 ans, avec une occlusion normale dans la dentition primaire. Il a obtenu les résultats suivants

1. Pour les valeurs squelettiques, les valeurs angulaires n'ont pas montré de différences significatives entre les hommes et les femmes, et les valeurs linéaires étaient généralement plus importantes chez les hommes que chez les femmes.
2. Le SCN était de $81,^{30}$, le SNB de $76,^{60}$ et la différence ANB de $4,^{70}$

3. Le rapport entre la longueur du corps mandibulaire et la longueur de la base crânienne antérieure était de 0,9:1 pour les hommes et les femmes et le rapport entre la hauteur faciale postérieure et la hauteur faciale antérieure était de 61,4% pour les hommes et de 62,0% pour les femmes.

4. Pour les valeurs dentaires, l'IMPA était de 84,[20] et l'UA à SN de 90,[80]

La lèvre supérieure à la ligne esthétique de Ricketts était positionnée 2,6 mm en avant et la lèvre inférieure à la ligne esthétique de Ricketts était positionnée 2,5 mm en avant.

Parmi les efforts non européens visant à établir des valeurs de référence pour les enfants de 3 ans ou plus figurent deux études de Saito et al[57] et Hashim et al[58]. Tous les enfants étudiés dans ces études présentaient une occlusion "normale" et n'avaient pas subi de traitement orthodontique. Saito et al. ont étudié des enfants japonais répartis en trois groupes d'âge : 3 à 5 ans, 6 à 7 ans et 8 à 10 ans. Ils ont utilisé une analyse modifiée selon Ricketts, en établissant des valeurs de référence pour chacun des trois groupes d'âge.

Les changements les plus prononcés entre la dentition mixte précoce et tardive ont été observés dans les relations verticales du squelette : une diminution de l'inclinaison mandibulaire, de l'angle interbasal et de l'angle goniale, et une augmentation de la hauteur de la face antérieure et postérieure. Les relations squelettiques sagittales sont restées constantes de la dentition mixte précoce à la dentition mixte tardive. Aucune différence significative n'a été constatée entre les stades de développement observés. Des différences significatives entre les sexes n'ont été constatées que pour la hauteur de la face antérieure et postérieure, les garçons présentant des valeurs plus importantes[59].

Afin de définir un ensemble de normes pour les enfants coréens ayant une dentition mixte, une étude de Sang Min Lee60 a été réalisée en 1999. Les sujets étaient au nombre de 102 (48 garçons et 54 filles) ayant une dentition saine. Des roentgenogrammes latéraux standardisés de la tête ont été pris et une analyse de Ricketts a été effectuée.

Les résultats ont été les suivants :

1. La longueur de la base crânienne antérieure, la hauteur faciale postérieure, la longueur du corps étaient plus longues chez l'homme que chez la femme ($p<0,05$), et Porion était situé plus en arrière chez l'homme que chez la femme ($p<0,01$).

2. Grâce à la profondeur faciale, le pogonion de l'homme était plus avancé ($p<0,05$), la mandibule était significativement plus raide chez la femme, et les dents antérieures maxillaires étaient significativement inclinées vers l'avant chez l'homme ($p<0,05$).

3. Des variables telles que la longueur de la base crânienne antérieure, la position de la molaire supérieure ($p<0,01$) et la longueur du corps ($p<0,05$) ont été modifiées de manière significative par l'âge.

4. La hauteur maxillaire, la profondeur faciale, l'angle du plan mandibulaire, la convexité ont été modifiés par l'âge, mais pas de manière significative ($p>0,05$).

De nombreuses raisons expliquent le petit nombre d'études céphalométriques de croissance disponibles pour cette tranche d'âge. D'une part, ces études impliquent que des enfants en bonne santé sont exposés à des radiations ionisantes. Certains points de mesure sont difficiles à localiser ou peuvent même dépendre de la posture de la tête (comme les points A et B de Downs40. Les angles ne représentent pas précisément la forme cranio-faciale complète61. En mesurant les angles, on ne peut décrire que les augmentations de taille, mais pas leur direction62. Un autre inconvénient des études de croissance basées sur les céphalogrammes est que l'agrandissement radiographique a souvent été ignoré ; les facteurs d'agrandissement ont souvent été imprécis ou même absents, ce qui signifie que les valeurs de référence pour les longueurs de distances spécifiques ont été considérablement faussées63. Nanda & Ghosh52 ont conclu dans leur article de synthèse que le strict respect des valeurs de référence céphalométriques ne rend pas les visages plus harmonieux ou plus beaux. Edler64 a critiqué la nature bidimensionnelle de la représentation du visage comme étant un défaut majeur de la céphalométrie.

LES LIMITES DE LA CÉPHALOMÉTRIE

La céphalométrie n'est pas la panacée, seule ou en combinaison avec d'autres enregistrements. Certains aspects de l'analyse céphalométrique en orthodontie doivent être parfaitement compris, si l'on veut être objectif65. Bien que Graber ait mis en garde, dès 1956, contre les limites de la céphalométrie, nombreux sont ceux qui, dans la fraternité, ne jurent que par elle et son utilité en orthodontie est incontestée1, 66.

Une évaluation de la céphalométrie et de ses limites est donc probablement la nécessité de l'heure. Les erreurs des mesures céphalométriques ont été classées par Macri et Athanasiou comme des erreurs de projection, des erreurs dans le système de mesure et des erreurs dans l'identification des points de repère67 tandis que les inconvénients généraux de la céphalométrie latérale ont été bien résumés par Naragond et al68 en ce sens qu'elle donne une vue bidimensionnelle d'un objet tridimensionnel, que sa fiabilité est douteuse, qu'elle a une hypothèse de symétrie, qu'elle est faussement précise et qu'elle ignore le patient. La superposition et la visualisation de l'articulation temporo-mandibulaire sont d'autres domaines de faiblesse des céphalogrammes classiques

Positionnement de la tête69

La déficience de la céphalométrie commence au tout début, c'est-à-dire dans le positionnement de la tête du patient pour la prise des céphalogrammes. La position de la tête n'a pas été entièrement résolue, et la position naturelle de la tête est au mieux subjective et toute variation modifierait les mesures. Malkoc et al ont rapporté que les mesures linéaires et la mesure des angles entre les plans horizontaux sont susceptibles d'être affectées par la rotation de la tête dans les céphalogrammes latéraux. Cependant, le positionnement du patient est l'un des nombreux problèmes critiques rencontrés.

Landmarks65, 70-76.

Chaque point de repère a sa propre distribution d'erreur caractéristique. La direction dans laquelle l'erreur de localisation se produit est déterminante pour la dimension de l'erreur. Même lorsque le même film de tête est évalué, des erreurs dans l'identification des points de repère se produisent et elles sont trop importantes pour être ignorées. La fiabilité des mesures sur les céphalogrammes a fait l'objet d'études approfondies et le résultat de ces études a révélé des conclusions différentes, ce qui souligne qu'il faut être prudent lorsque les mesures sont transférées dans la réalité. Richardson et al. ont montré que les écarts dans la mesure d'une entité apparemment simple, telle que la largeur d'une dent, peuvent être étonnamment importants. Par conséquent, la précision de la mesure d'un paramètre tel que la longueur mandibulaire et la déduction d'inférences cliniques telles que l'efficacité des appareils fonctionnels qui sont évaluées dans la gamme des millimètres à partir de ces mesures sont très dangereuses. Le manque de clarté dans la définition des points de repère, l'identification et l'erreur de localisation n'ayant pas été entièrement résolus, le problème réel se pose puisque ce sont ces mêmes points de repère qui sont utilisés pour construire les plans et les angles. Le problème est aggravé par le fait que la description de certains des plans utilisés pour l'analyse est, au mieux, vague. Un exemple est le plan occlusal, qui, bien qu'il ait été reconnu comme un excellent plan de référence, n'est en réalité pas un plan mais une courbe et présente des inconvénients inhérents. Il est donc tout à fait naturel que les conclusions tirées du plan occlusal comme référence soient, par conséquent, définitivement discutables. Un autre exemple est le plan mandibulaire qui, malheureusement, est plutôt variable et subjectif. La méthode alternative consistant à dessiner le plan à travers les repères anthropométriques gnion et gnathion n'est pas meilleure en raison de la variabilité dans l'établissement des deux repères. De plus, le gnathion est un point médian alors que le gonion n'entraîne pas d'erreurs mathématiques naturelles. Les analyses des mesures angulaires exigent une objectivité totale, car les plans utilisés pour les mesurer ne sont pas fiables. La conclusion inévitable est que deux variables ne permettent guère de déductions positives. Un exemple le plus courant serait l'angle formé entre l'axe long de l'incisive mandibulaire et le plan de la mandibule. Une autre complication est que l'apex de l'incisive centrale inférieure est peut-être le point de repère le plus difficile à localiser avec précision. L'incisive supérieure souffre d'un inconvénient similaire, car le point de repère qui lui est étroitement lié, à savoir le point A, est très difficile à voir et à localiser.

Planification du traitement [3, 16, 77-78]

Une autre critique sévère de la céphalométrie a été fournie par Moyers. "Fabrication, camouflage, confusion et soustraction" sont les termes de Moyers pour 4 des façons systématiques dont la céphalométrie conventionnelle désinforme. Les expressions mathématiques des relations faciales et dentaires par la céphalométrie ont eu tendance à simplifier à l'excès certains des problèmes. Graber a clairement démontré que le grossissement est de 5 à 8 % dans les parties périphériques et que l'intuition de base qui commande le céphalostat est mathématiquement non fondée et géométriquement peu solide. Tout étudiant en orthodontie de troisième cycle aurait lu les articles de référence de Cecil Steiner sur la radiographie céphalométrique latérale. Il n'est toujours pas décidé s'il faut traiter un patient en classe II ou en classe I et donc formuler un plan de traitement lorsque le maxillaire est orthognathique tel que décrit par un SNA de 84 (extrémité supérieure de la normale), et que la mandibule est également orthognathique telle que décrite par un SNA de 78 (extrémité inférieure de la normale) puisque l'angle ANB indiquera naturellement la classe II. En outre, les preuves bibliographiques manquent pour la mécanique de compromis de Steiner. Même aujourd'hui, l'analyse de l'espace pour la rétraction des incisives n'a pas été normalisée. Ajoutez à cela le fait que les mesures de l'inclinaison axiale des dents des incisives, si utiles au clinicien, sont également parmi les moins fiables. La conclusion la plus surprenante qui remettait en question la nécessité même de la céphalométrie pour la planification du traitement a été fournie par Devereux et al. qui ont prouvé que pour la plupart des décisions de planification du traitement dans un échantillon de six patients, la disponibilité d'une radiographie céphalométrique latérale et son tracé n'ont pas fait de différence significative pour les décisions de traitement.

Limitations individuelles

Analyse de Down - Des études menées par Sheldon Baurind[70] en 1971, à l'aide de "Scattergrams", ont montré que des variations considérables se produisent dans la localisation des points formant le plan horizontal de Francfort, c'est-à-dire le porion et l'orbite. En outre, les autres points utilisés peuvent également varier considérablement, dans l'angle du visage qui donne les degrés de rétraction ou de saillie de la mâchoire inférieure, certaines erreurs d'interprétation doivent être évitées dans les cas ayant des emplacements inhabituels tels que la nasion dans de petites cavités orbitales ou lorsque les anomalies se situent dans l'os temporal. Un problème fréquemment exprimé était l'utilisation du porion de l'oreille artificielle, c'est pourquoi il est toujours conseillé d'utiliser le véritable trou d'oreille et de localiser un point au sommet du méat auditif externe. En effet, dans une étude de Bjork, Backland et Perrera visant à déterminer l'erreur de méthode à la source, il a été constaté que les erreurs à la source sont négligeables, sauf dans le cas du porion79 . la convexité faciale ou l'angle de convexité peuvent également être soumis à des limitations et c'est pourquoi les conclusions de Rickett80 suggèrent qu'il serait souhaitable de mesurer la distance du point A directement en ligne droite à partir du N-Pog. De même, l'axe Y qui englobe la selle peut également varier en raison de l'identification du point médian de la Sella-Tursica, qui n'est rien d'autre qu'un logement pour l'hypophyse et l'hypophyse dans le cerveau et n'est en aucune autre façon liée aux mâchoires. Dans le même ordre d'idées, Ricketts affirme qu'il est préférable d'utiliser le plan horizontal de Francfort plutôt que le plan S-N. L'emplacement du plan d'occlusion peut également être soumis à des variations, car si l'on considère le modèle de prothèse dentaire, le plan d'occlusion coupe en deux la cuspide chevauchante des premières molaires et la surocclusion incisive ; par conséquent, des dents très mal positionnées peuvent créer des difficultés pour localiser ce plan. De même, en cas de surcharge, l'emplacement de la pointe incisive peut être sujet à des inexactitudes et ne permet pas d'identifier les dents individuelles.

<u>Analyse de Steiners16, 43- 44</u> - Le plan de référence est ici le plan S-N qui peut être soumis à des divergences dues aux points construisant le plan. La selle et la nasion sont toutes deux situées à l'intérieur du crâne et ne peuvent pas être visualisées cliniquement et ne peuvent donc pas être utilisées comme outil de communication clinique directe.

Compte tenu du point de nasion, dans de nombreux cas, il peut s'écarter de son plan sagittal médian en raison de l'asymétrie des os nasaux. En général, les variations ne peuvent pas être détectées sur les radiographies car elles entraînent un élargissement relatif de l'image au point de nasion et donc une perte de clarté. En ce qui concerne les valeurs moyennes des angles du SNA, les échantillons masculins et féminins sont assez proches mais la variance est toujours significativement plus importante pour les femmes. L'importance de l'angle ANB varie en fonction de la taille de l'angle SNA, il a été suggéré que pour chaque degré où le SNA tombe en dessous de la valeur standard, un demi-degré devrait être soustrait de l'ANB de 3° et un demi-degré devrait être ajouté à chaque degré d'augmentation. Toutefois, cette correction n'est pas infaillible.

Le point A varie invariablement en raison du contour de l'os alvéolaire s'étendant de l'incisive centrale composant l'aspect inférieur qui n'est généralement pas très visible sur la radiographie. L'épine nasale antérieure joue un rôle injustifié dans la détermination du point A, car elle peut affecter la position verticale et antéro-postérieure du point A et sa variation reflète fortement la position du point A. Le point B, varie également considérablement dans sa relation verticale avec le sommet de l'incisive centrale. Dans la plupart des cas, la détermination par rapport au bord de la mandibule place le point davantage dans la région des apex.

Analyse de McNamara81- McNamara a basé ses études sur 3 études précédentes de Bolton, Burlington et Ann Arbour ; toutes représentent des variations considérables entre elles. Ces études étaient limitées à des populations spécifiques et peuvent ne pas être applicables dans tous les sens à des populations différentes.

Analyse de Sassouni82 - Cette analyse utilise les arcs et les plans et indique que ces arcs et ces plans indiquent une morsure profonde ou ouverte, mais cela peut ne pas être vrai car les composantes dentaires et squelettiques n'ont pas été considérées séparément ; même si le plan palatin et le plan mandibulaire peuvent être divergents mais que la différence peut être compensée dentalement, des exemples comme celui-ci n'ont pas été pris en compte dans cette analyse.

Évaluation de l'intelligence28- Cette analyse prend en considération le plan occlusal pour déterminer la relation antéro-postérieure des mâchoires. Ce plan peut varier en fonction du mauvais positionnement des dents, de plus il n'est pas une aide au diagnostic et n'est utile pour comprendre la relation A-P des mâchoires que lorsque l'angle ANB ne donne pas une image très claire et en limitation que le plan mandibulaire est compris entre 27° et 37°.

Variation raciale dans la mesure [77, 83-86].

Le plus grand inconvénient de la céphalométrie est l'acceptation limitée de la variation raciale dans les différentes mesures et le fait que celle-ci n'a pas été dûment prise en compte dans le diagnostic clinique. Pour être juste, la Société indienne d'orthodontie avait précédemment publié une brochure sur les variations raciales telles que constatées dans diverses analyses céphalométriques. Une lecture superficielle des publications de ces variations suggère une énorme variation entre les paramètres. Des normes céphalométriques ont été établies, et des différences avec les normes caucasiennes ont été observées dans diverses populations d'Assam à Chennai (Madras) et même dans les NRI. Non seulement la variation géographique mais aussi les normes ont été évaluées pour des groupes de castes dans une seule zone géographique et des différences ont été constatées. Un inconvénient particulièrement important des radiographies céphalométriques est l'information concernant les zones médianes et non médianes. Toute structure non médiane est superposée sur la face contra latérale. Ainsi, le céphalogramme latéral est intrinsèquement handicapé dans l'évaluation des variations naturelles gauche et droite du crâne humain.

Un inconvénient limité de la céphalométrie, à savoir sa disponibilité, a été surmonté au moins dans les métros et les villes indiennes. En outre, cette technique n'est pas utile pour démontrer la qualité de l'os, la largeur de l'os cortical et ne montre qu'une image en coupe transversale de l'alvéole où les rayons centraux de l'appareil à rayons X sont tangents à l'alvéole.

Il n'y a pas de "théorie de la céphalométrie". Sans surprise, l'article sur la céphalométrie le plus cité de ces 50 dernières années est "L'inadéquation de la céphalométrie conventionnelle" publié en 1979. Il est donc essentiel qu'en tant qu'orthodontistes cliniques, nous nous souvenions de l'observation de Graber selon laquelle le patient est toujours la source d'information la plus importante. La nouvelle investigation que sont les CBCT avec l'imagerie 3D, nous passons des longueurs et des angles au volume et aux surfaces et peut donc avoir l'avantage de surmonter certaines des limites de la céphalométrie, mais son rôle en tant qu'aide à l'investigation doit être évalué de manière approfondie. Ainsi, en conclusion, malgré ces limitations, énumérées et notées depuis plus de 50 ans, la céphalométrie, en particulier la radiographie céphalométrique latérale, bien qu'elle ne soit pas strictement une aide essentielle au diagnostic, continue d'être populaire et sert à l'orthodontiste clinique avec des données supplémentaires qui semblent être essentielles et inestimables.

RÉSUMÉ ET CONCLUSION

Les radiographies céphalométriques sont importantes pour l'analyse de la croissance orthodontique, le diagnostic, la planification du traitement, le suivi de la thérapie et l'évaluation du résultat final du traitement. Il faut garder à l'esprit qu'un céphalogramme en deux dimensions représente un objet en trois dimensions. Le clinicien doit être capable de reconnaître les structures bilatérales et de les tracer indépendamment. Les différentes analyses incorporent différents points, lignes et plans propres à cette analyse.

Downs a utilisé le plan horizontal de Francfort comme base de référence pour déterminer le degré de rétrognathisme, d'orthognathisme ou de prognathisme. Steiner a proposé une analyse composite de différentes parties du crâne, à savoir le squelette, les dents et les tissus mous. L'analyse du squelette implique la relation des mâchoires supérieures et inférieures au crâne et entre elles. L'analyse dentaire implique la relation des dents des incisives supérieures et inférieures avec leurs mâchoires respectives et entre elles. L'analyse des tissus mous évalue l'équilibre et l'harmonie du profil facial inférieur. L'analyse de Ricketts utilise des points, des plans et des axes moins traditionnels. L'évaluation de la disharmonie des mâchoires antéro-postérieures mesure le degré de parenté des mâchoires entre elles. Pour obtenir une analyse cliniquement efficace, McNamara a divisé le complexe squelettique crânio-facial en 5 sections principales : 1. du maxillaire à la base du crâne, 2. du maxillaire à la mandibule, 3. de la mandibule à la base du crâne, 4. de la dentition, 5. des voies respiratoires.

Les critères céphalométriques cliniques les plus importants et les plus fiables sont les mesures évaluant la différence de base apicale antéro-postérieure, le type de visage, l'inclinaison des dents et les changements induits par la thérapie orthodontique ainsi que les contributions de la croissance et du développement pendant la thérapie.

Les points de repère fiables devraient être les points de mesure céphalométriques de choix.

La mesure des roentgenogrammes céphalométriques doit être effectuée avec la plus grande précision en utilisant principalement des critères angulaires, en maintenant les mesures linéaires au minimum. La variabilité d'un ou de plusieurs points terminaux dans tout critère d'analyse céphalométrique atténue la précision.

Comme l'a déclaré Graber en 1956, une connaissance approfondie des détails techniques est une condition préalable pour obtenir des images uniformément bonnes. Le grossissement, la distorsion et la diffusion sont des problèmes inhérents à la roentgenologie ; ils doivent être réduits au minimum et être équilibrés.

La céphalométrie n'est qu'une aide au diagnostic. Le patient reste la source d'information la plus importante.

Avec l'éclat des nouveaux développements et la rhétorique des partisans qui les développent, nous risquons de fermer les yeux sur les anciennes modalités de traitement. Aucun nouveau développement ne peut être parfait, et aucune ancienne approche n'est complètement inutile. Si nous utilisons judicieusement les bons aspects de tous les systèmes de telle sorte que les principes biomécaniques ne soient pas violés, les combinaisons peuvent surmonter les graves inconvénients de toute application que nous voulons faire dans notre pratique. Cela rendrait le traitement plus efficace et réduirait les risques biologiques.

Malgré les limites énumérées et notées depuis plus de 50 ans, la céphalométrie, en particulier la radiographie céphalométrique latérale, bien qu'elle ne soit pas strictement une aide diagnostique essentielle, continue d'être populaire et semble être une donnée essentielle et inestimable.

RÉFÉRENCES

1. McNamara J. A. Une méthode d'évaluation céphalométrique. American Journal of Orthodontics. 1984 ; 86(6) : 449–469.

2. Salzlmann J. A. Roentgenographic cephalometrics In : Pratique de l'orthodontie Vol-I. Philadelphia. JB Lippincott. 1966 ; 517-540

3. Graber T. M. Une revue critique de la radiographie céphalométrique clinique. American Journal of Orthodontics.1954 ; 40(1) : 1-26.

4. Donovan R. W. A radiographic cephalometric consideration of facial growth during orthodontic treatment. American Journal of Orthodontics. 1953 ; 39(5) : 340–357.

5. Ricketts RM. Synthèse céphalométrique. Exercice d'énoncé des objectifs et de planification du traitement avec tracés du radiogramme de la tête. Am J Orthod 1960 ; 46:647- 673

6. Katherine Kula, Ahmed Ghoneima. Introduction à l'utilisation de la céphalométrie. En céphalométrie en dentisterie 2D et 3D. ÉTATS-UNIS : Quintessence Publishing Co, Inc. 2018 ; 1-8.

7. Allen, W. I. Historical aspects of roentgenographic cephalometry. American Journal of Orthodontics. 1963 ; 49(6) : 451–459.

8. Broadbent BH Sr, Broadbent BH Jr, Golden WH. Normes de Bolton sur la croissance développementale dento-faciale. St Louis : C.V. Mosby. 1975 ; 166.

9. Pacini A J. Roentgen Ray Anthropométrie du crâne, J. Radiol. 1992 ; 3 : 230-238, 322- 331, 418-426.

10. NcCowen C. Utilité d'un appareil à rayons X en orthodontie, INT. J. Orthodontie. 1923 ; 9 : 230-235.

11. Broadbent BH. Une nouvelle technique de radiographie et son application à l'orthodontie. Orthodontie angulaire. 1931 ; 1 : 45.

12. Hans MG, Broadbent BH Jr, Nelson SS. L'étude Broadbent-Bolton sur la croissance - passée, présente et future. Am J Orthod Dentofacial Orthop. 1994;105:598-603

13. Brodie AG, Downs WB, Goldstein A, Myer E. Évaluation céphalométrique des résultats orthodontiques. Orthodontie d'angle. 1938 ; 8 : 261-5.

14. Tweed CH. L'angle de l'incisive mandibulaire de Francfort (AIMF) dans le diagnostic orthodontique, la planification du traitement et le pronostic. Angle Orthod. 1954 ; 24 : 121–169.

15. Downs WB. Variations de la relation faciale. Am J Orthod. 1948 ; 34 : 813- 40

16. Steiner CC. Céphalométrie pour vous et moi. Am J Orthod. 1953 ; 39 : 729- 55

17. Ricketts RM, Bench R, Gugino C, Hilgers J, Schulhof R. Objectif de traitement visuel ou V.T.O. Thérapie bioprogressive. Denver, Colo : Orthodontie des montagnes Rocheuses. 1979 ; p. 35-54.

18. Mark G. Hans, J. Martin Palomo et Manish Valiathan. Histoire de l'imagerie en orthodontie, de Broadbent à la tomographie assistée par ordinateur à faisceau conique. Am J Orthod Dentofacial Orthop. 2015 ; 148 : 914-210.

19. Moyers. R.E. Bookstein .F.L. Hunter. W.S. Analyse du squelette crânio-facial dans : Moyers. R.E. Hand book of Orthodontics. Ed. Year Book Medical Publishers, INC, quatrième édition : 249-290.

20. Witzig W J, Sphal.FJ. Les premiers architectes. Dans : La gestion clinique des appareils orthopédiques de base. VoI. II Diagnostics, Ed. PSG Publishing company, INC, Littleton Massachusetts. 1989 ; 26-294.

21. Enlow DH. Manuel de la croissance faciale. Troisième édition, Philadelphie : WB Saunders. 1982 ; 234- 245.

22. Sassouni V. Forrest J.E. Diagnostic et planification du traitement ; In : L'orthodontie dans la pratique dentaire. St Louis, CV Mosby Co. 1971 ; 167-190.

23. Rakosi T. Un atlas et un manuel de radiographie céphalométrique. Londres : Wolfe Medical Publication Ltd. 1982.

24. Major et al. Erreur d'identification des points de repère dans les céhalogrammes postérieurs et antérieurs. 1964 ; 64 : 448-453.

25. Riolo M. L. An Atlas of craniofacial growth : cephalometric standards from the University school growth study, the University of Michigan. Ann Arbor : Centre pour la croissance et le développement humain, Université du Michigan. 1974

26. Björk A. Roentgen analyse de la croissance céphalométrique en : Pruzansky S. Anomalies congénitales de la face et des structures associées. Charles C Thomas Éditeur, Springfield, Ill. 1961 : 237-250

27. Higley, L. ., & Speidel, T. . (1938). Étude préliminaire des résultats orthodontiques révélés par les enregistrements céphalométriques

roentgenographiques. American Journal of Orthodontics and Oral Surgery, 24(11), 1039-1050.

28. Jacobson A. L'évaluation de la dysharmonie de la mâchoire par l'esprit. Am J Orthod. 1975 ; 67:125- 38

29. Krogman, W. La craniométrie et la céphalométrie comme outils de recherche dans la croissance de la tête et du visage1. American Journal of Orthodontics. 1951 ; 37(6) : 406–414.

30. Martin, O. Muelas, L. & Viñas M. J. Étude céphalométrique nasopharyngée des occlusions idéales. American Journal of Orthodontics and Dentofacial Orthopedics. 2006 ; 130(4) : 436.e1-436.e9.

31. Schwartz, H. : A Method of Measuring Points in Space as Recorded by the Broadbent Bolton Cephalometric Technique, thèse de doctorat en médecine, Northwestern University, 1943.

32. Hurst, C. A., Eppley, B. L., Havlik, R. J., & Sadove, A. M. Céphalométrie chirurgicale : Applications et développements. Chirurgie plastique et reconstructive. 2007 ; 120(6) : 92e-104e.

33. Cox, N. H., van der Linden, F. P. G. M. Facial harmony. American Journal of Orthodontics. 1971 ; 60(2) : 175–183.

34. Tweed CH : L'angle du plan mandibulaire de Francfort dans le diagnostic orthodontique, la classification, la planification du traitement et le pronostic. Am j Orthod Oral Surg. 1946 ; 32 : 175-230.

35. Kesling : D.H. Le dispositif de diagnostic avec prise en compte de la troisième dimension. 1956 ; 42 : 741-745.

36. Merrifield. LL Vaden. JL. Klontz AH. Système d'analyse diagnostique différentielle Am J Orthod Dentoface orthopd. 1994 ; 106 : 641-648.

37. Riolo ML, Moyers RE, McNamara JA, Hunter WS. Un atlas de la croissance cranio-faciale. Monographie 2, Série sur la croissance cranio-faciale. Ann Arbor : Centre pour la croissance et le développement humains. Université du Michigan, 1974.

38. En bas de la BM. Le rôle de la céphalométrie dans l'analyse et le diagnostic des cas d'orthodontie. Am J Orthod. 1952 ; 38 : 162-173

39. Downs WB. Analyse du profil dento-facial. Orthodontie d'angle. 1956 ; 26 : 191.

40. Vorhies JM, Adams JW. Interprétation polygonale des résultats céphalométriques. Orthodontie d'angle. 1951 ; 21 : 1941-196.

41. Kotak VB. Évaluation céphalométrique de jeunes filles indiennes avec occlusion neutre. J Indian Dent Assoc. 1964 ; 36:183.

42. Steiner CC. La céphalométrie dans la pratique clinique. Orthodontie d'angle. 1959 ; 29 : 8-17.

43. Steiner CC. L'utilisation de la céphalométrie comme aide à la planification et à l'évaluation d'un traitement orthodontique. Am J Orthod. 1960 ; 46 : 721-743

44. Servoss. Dérivation des stieners : compromis acceptables. Orthèse d'angle. 1971 ; 41 : 16-160.

45. Sidhu S. S., Shourie K. L. et Shaikh H. S. The facial, Skeletal and Dental Patterns 01 Indians - A Cephalometric study. J. Ind. Orlhod. Soc. 1970 ; 2:1-13.

46. Gamm, S. H., & Gianelly, A. A. Polygonic interpretation of the Steiner analysis. American Journal of Orthodontics. 1970 ; 58(5) : 479–485.

47. Beistle RT. Sassouni plus. Un système céphalométrique complet pour le diagnostic et la planification du traitement en thérapie fonctionnelle. L'orthodontiste fonctionnel. 1984;1(1):39-40, 42, 44-8.

48. Mc Namma JA Jr. Influence du schéma respiratoire sur le développement craniofacial. Orthodontie d'angle. 1981 ; 51:269-300.

49. Dibbets JM, Nolte K. Regional size differences in four commonly used cephalometric atlases : the Ann Arbor, Cleveland (Bolton), London (UK), and Philadelphia atlases compared. Orthod Craniofac Res. 2002 ; 5 : 51-8.

50. Ferrario VF, Sforza C. Size and shape of soft-tissue facial profile : effects of age, gender, and skeletal class. Cleft Palate Craniofac J. 1997 ; 34 : 498-504.

51. Nanda RS, Ghosh J. Facial soft tissue harmony and growth in orthodontic treatment. Semin Orthod. 1995 ; 1 : 67–81.

52. Thilander B, Persson M, Adolfsson U. Roentgen - normes céphalométriques pour une population suédoise. Une étude longitudinale entre 5 et 31 ans. Eur J Orthod. 2005 ; 27 : 370–89.

53. Bishara SE. Normes céphalométriques longitudinales de 5 ans à l'âge adulte. Am J Orthod. 1981 ; 79 : 35–44

54. Farkas LG, Posnick JC, Hreczko TM. Modèles de croissance du visage : une étude morphométrique. Cleft Palate Craniofac J. 1992 ; 29 : 308-15.

55. Moon-Sun Suh, Heung-Kyu Son, Hyung-Sun Baik, Hung-Jun Choi. Analyse céphalométrique pour les enfants ayant une occlusion normale dans la dentition primaire J Korean Acad Pediatr Dent. 2005 ; 32(1) : 109-117.

56. Saito T, Numata N, Minowa K, et autres [Application de l'analyse de Ricketts aux enfants dans la dentition primaire. Quatrième rapport : développement d'un système d'analyse du céphalogramme latéral et prise en compte de la forme du visage]. Shoni Shikagaku Zasshi. 1990 ; 28 : 662–75.

57. Hashim HA, Sarhan OA, Bukhary MT, Feteih R. Vertical and horizontal linear growth of the maxillary and mandibular lips : a longitudinal study. J Clin Pediatr Dent. 1997 ; 21 : 125–9.

58. Martina Dreven š ek. Normes céphalométriques pour les Slovènes pendant la période de dentition mixte Journal européen d'orthodontie 28. 2006 ; 51–57

59. Sang min lee, tae-ryun jung, se-hyun hanh. Une étude sur l'évaluation céphalométrique des enfants à dentition mixte avec une occlusion normale. J korean acad pediatr dent. 1999 ; 26(2) : 248-261.

60. McIntyre GT, Mossey PA. Mesure de la taille et de la forme en céphalométrie contemporaine. Eur J Orthod. 2003 ; 25 : 231–42.

61. Cheverud J, Lewis JL, Bachrach W, Lew WD. La mesure de la forme et la variation de la forme : une application de la morphologie quantitative tridimensionnelle par des méthodes d'éléments finis. Am J Phys Anthropol. 1983 ; 62 : 151– 65

62. Nolte K, Muller B, Dibbet J. Comparaison des mesures linéaires dans les études céphalométriques. J Orofac Orthop. 2003 ; 64 : 265–74.

63. Edler RJ. Considérations générales sur l'esthétique du visage. J Orthod. 2001;28:159–68

64. Graber TM. Problèmes et limites de l'analyse céphalométrique en orthodontie. J Am Dent Assoc. 1956 ; 53 : 439-54.

65. Hagihara EA. Une étude des changements faciaux et squelettiques de la malocclusion de classe II, division I. Thèse de maîtrise. Université Northwestern ; 1953.

66. Macri V, Athanasiou AE. Sources d'erreur dans la céphalométrie latérale. Dans : Athanasiou AE. Céphalométrie orthodontique. Missouri, États-Unis : Mosby-Wolfe 1995. p. 125-40.

67. Naragond A, Kenganal S, Sagarkar R, Kumar NS, Sugareddy TS. Diagnostic limitations of cephalometrics in orthodontics - A review. J Dent Med Sci. 2012 ; 3 : 30-5.

68. Malkoc S, Sari Z, Usumez S, Koyuturk AE. L'effet de la rotation de la tête sur les radiographies céphalométriques. Eur J Orthod. 2005 ; 27 : 315-21.

69. Baumrind S, Frantz RC. La fiabilité des mesures du film de tête 1. Identification des points de repère. Am J Orthod. 1971 ; 60 : 111- 27

70. Baumrind S, Frantz RC. La fiabilité des mesures du film de tête 2. Mesures angulaires et linéaires conventionnelles. Am J Orthod. 1971 ; 60 : 505-17

71. Bergersen EO. Élargissement et distorsion de la radiographie céphalométrique : Tables de compensation pour les mesures linéaires. Orthodontie d'angle. 1980 ; 50 : 230- 44.

72. Stabrun AE, Danielsen K. Precision in cephalometric landmark identification. Eur J Orthod. 1982 ; 4 : 185- 96.

73. Ahlqvist J, Eliasson S, Welander U. The effect of projection errors on cephalometric length measurements. Eur J Orthod. 1986 ; 8 : 141- 8.

74. Richardson ME, Adams CP, McCartney TP. Analyse des méthodes de mesure des dents sur les moulages dentaires. Tr Eur Orthod Soc. 1963 ; 8 : 285-301.

75. Phelps AE, Masri N. Localisation de l'apex de l'incisive centrale inférieure. Am J Orthod Dentofacial Orthop. 2000 ; 118 : 429- 3.

76. Bookstein FL. Reconsidérer "l'inadéquation de la céphalométrie conventionnelle". Am J Orthod Dentofac Orthop 2016 ; 149:784- 97

77. Devereux L, Moles D, Cunningham SJ, McKnight M. How important are lateral cephalometric radiographs in orthodontic treatment planning ? Am J Orthod Dentofacial Orthop. 2011 ; 139 : e175-81.

78. Björk A. La relation entre les mâchoires et le crâne. Dans : Lundstrom A., ed. Introduction à l'orthodontie. New York : McGr aw Hill Book Company, 1960:104-40

79. Ricketts R. Perspectives dans l'application clinique de la céphalométrie. L'orthodontie d'angle. 1981 ; 51 : 115-50.

80. McNamara J. Une méthode d'analyse céphalométrique. Dans l'altération clinique du visage en croissance, monographie 12, série de croissance aciale craniof. Ann Arbor, 1983, Université du Michigan, Centre pour la croissance et le développement humains.

81. Sassouni V. Une classification des types de visage squelettique. Am J Orthod. 1969 ; 55 : 109-23

82. Kumar KJ. Manuel des normes céphalométriques à l'usage de la population indienne. Publication de la Société indienne d'orthodontie ; 1991.

83. Bhat M, Sudha P, Tandon S. Normes céphalométriques pour les enfants bunt et brahmanes de Dakshina Kannada basées sur l'analyse de McNamara. J Indian Soc Pedod Prev Dent. 2001 ; 19 : 41-51.

84. Moyers RE, Bookstein FL. L'inadéquation de la céphalométrie conventionnelle. Am J Orthod. 1979 ; 75 : 599- 617.

85. Rohan D, Sidhu MS, Mona P, Seema G, Ritu P. Évaluation tridimensionnelle des voies respiratoires pharyngées chez des individus présentant des schémas de croissance variés, à l'aide de la tomographie assistée par ordinateur à faisceau conique. J Ind Orthod Soc. 2015 ; 49 : 85-88.

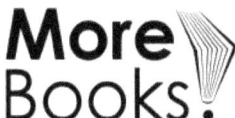 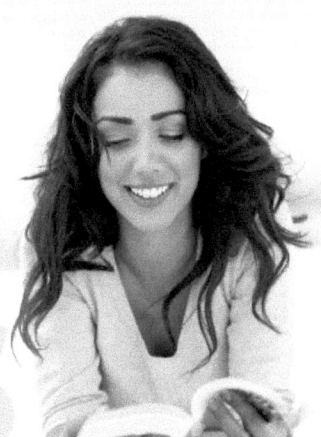

I want morebooks!

Buy your books fast and straightforward online - at one of world's fastest growing online book stores! Environmentally sound due to Print-on-Demand technologies.

Buy your books online at
www.morebooks.shop

Achetez vos livres en ligne, vite et bien, sur l'une des librairies en ligne les plus performantes au monde!
En protégeant nos ressources et notre environnement grâce à l'impression à la demande.

La librairie en ligne pour acheter plus vite
www.morebooks.shop

 info@omniscriptum.com
www.omniscriptum.com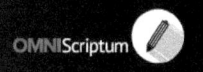

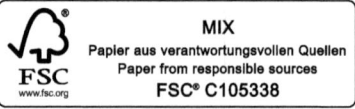

Printed by Books on Demand GmbH, Norderstedt / Germany